医者に大切な4つの力

山下武志

公益財団法人心臓血管研究所　名誉所長

南山堂

はじめに

私は、１９８６年に医学部を卒業してから30年余りにわたって「医者」というキャリアを歩んできました。さまざまな職種のなかでも、これほど長期にわたり同じ業務に携わっているのは、一般社会から見ればむしろ珍しい職業といえるかもしれません。経験を積めば積むだけ達観するはずと考えたくなりますが、そんなに簡単なものでないことは皆さんならすでにお気づきでしょう。医療を取り巻く環境が激変するなか、これまで以上に「医者」としてのキャリアをどう考えるかという課題は難しくなりそうです。

私にとって、この30年余りは、多くの優れた先輩や後輩と一緒に仕事をしつつ、さまざまな場面で多くの優れた先生がたとお話しをする機会を得る時間でもありました。それぞれの領域でリーダーシップをとりながら、見事に「医者」というキャリアを歩んできた方々です。ふと、この人たちの特徴は何だろうという思いがよぎったとき、そこにある共通するスキル（しかも個性的な！）があるのではないか、それが「医者」というキャリアを考えるうえで、大切な、また支えとなる力なのではないかと考え始めるようになりました。本書では、自分が歩んできた歴史になぞらえていますが、実はその源泉は、私の見た、優れたお「医者」さんたちにあります。

本書が、これから「医者」というキャリアを歩む、あるいは今歩んでいる方々の将来に、少しでもお役に立てればと願ってやみません。また、これまで行動や言葉でこの力の大切さを私に教えてくれた先輩、後輩諸氏にこの場を借りて感謝いたします。

山下武志

2023年7月

目次

プロローグ

僕はベビーブーム世代の一人で、大学を卒業したころ、世の中はバブル期のまっただなかだった。バブルが何なのかもわからないまま、高揚した世の中のムードのなかにただ漂っていた。医学生時代、夏は海でCoppertoneを塗りながら日焼けした真っ黒な肌にするのがかっこいいとされ、夏が来るたび沖縄やグアム、サイパンに行き、日焼けに明け暮れた。当時、繁華街にはいくつものディスコがあり、男女を交えた飲み会が頻回に開催されていた。自分も数人とディスコを借り切って、ダンパと称してチケットを売りさばき、意味もないのになぜか大きな仕事をやったという気分に浸ることもあった。

肝心の大学はといえば、出欠をとるという野暮な取り決めがほとんどなく、出席した授業の方が少なかった。基礎系の授業は研究色が豊かなもので、自分にはちんぷんかんぷんだった。試験で赤点をとり、追試を受けに行ったら、いろいろ説教を受けたが、とくに試験を受けることなく進級できた。臨床系の授業は基礎系のものより出席率は高かったが、それでもおよそクラスの出席率は30〜50%で、出席しない学生が多数派を占めていた気がする。ＢＳＴ（bedside teaching）は必ず出席しなければいけないものとされていたが、オリエンテーションのある月曜日と最終面談のある土曜日は必ず出席したものの、平日出るか出ないかはその日の気分しだいだった。ＯＳＣＥ（オスキー）などまったく存在しない時代のことだ。鉄門野球部に属し、練習のある日は早朝から野球をし、その後遅い朝食をとって昼寝のため帰宅するか、そのまま雀荘で麻雀をしていた。

そんな大学生活の最後に、医師国家試験がヒタヒタとやってくる。クラスのムードが徐々に変化し、参考書を片手に医学図書館にあった食堂で仲間と勉強した。記憶力勝負と割り切って、詰め込めるだけ詰め込んで試験を受けたら、とりあえず合格した。3月に行われた医師国家試験の結果は5月末に発表され、6月から大学附属病院での研修が始まる。結果を待つこのプータローの2ヵ月の間に、詰め込んだ知識はことごとく消え去った。

今とは異なり、大学の最終学年で自分が何科に進むのかを決めなければならない。

ずいぶん迷った気もするが、時間はかかっても深く考えたという記憶はない。何しろ、外科に進むか、内科に進むかを迷っていたぐらいのおおざっぱさだ。サラリーマンの子どもだった僕には、医者のイメージを膨らませるには経験が足りない。結局、さしたる理由なく内科医になることを決め、卒業した大学の附属病院に研修先希望を出した。当時は、研修病院は卒業した大学と決まっていた。希望したナンバー内科（当時は内科に番号がついていた）は人気が高く、抽選になった。同窓生で抽選するほどでもないだろうと、麻雀仲間たちで、そのとき人気のなかった第二内科に研修希望を変更した。時間が余ったら、仲間と麻雀ができるだろうなどという甘い気持ちの表れだ。その当時、自分が将来、循環器内科医になるとは夢にも思わなかった。

内科研修は学生時代とは打って変わって厳しいものだった。専門医などのシステムはなく、とくに義務とされるものはないものの、毎日を過ごすことに必死だった。あまりに自分がものを知らない、座学の知識しかない、医師として何もできないことを痛感して、悲しくなった。そう、僕はあまりにものを知らないまま、医者になってしまった…。

本書は、今の時代にもし自分がいたら、あらかじめこのぐらいのことを知って、医者を始めた方がいいんじゃないかと、自分が自分にアドバイスする本だ。

［第1部］

医者をする

昔の「僕」が経験してきたこと

その昔、内科教授の身体診察力はすごかった

僕が卒業したころ、大学の内科学教室は現在あるような専門別の縦割りではなく、そのほとんどがナンバー内科（第一内科、第二内科など）とよばれる総合内科だった。医局の医師はそれぞれの専門分野をもちながら、一つの内科のなかにほぼすべての領域の専門家が揃う、いわば総合商店だった。その代表者である教授は、今でいう総合内科医としての素養をもち、口元は笑顔でありながらその目線は鋭く、なんとも表現しがたいオーラを放つ。

僕が内科研修をしたある内科では、教授回診は一日がかりである。研修医が4つのグループに分かれ、午前・午後にそれぞれ2つのグループが順番で、教授回診という恒例行事に立ち向かう。1つのグループは、それぞれ5人程度の患者を担当する2～3名の研修医で構成され、1ラウンドで10～15人の患者に対する教授回診が行われるのだが、この1ラウンドになんと2時間近く費やされるのである。その内容はといえば、医局で患者についてのプレゼンテーションとディスカッションを行い（チャートラウンド）、その後、病棟に移動して患者の診察を行うという通常のものだから、患者数と費やされる時間のバランスで考えればその濃厚さを想像できるはずだ。

病棟に移動すると、患者はすでに下着一枚になって教授の回診を待っている。教授はそれこそ頭のてっぺんから始まり、足の先までくまなく診察する。そして、こう研修医に問いかける。「positive findings を列挙せよ」と。そして、例えば「甲状腺腫大があります」と答えれば、「それは正常者の何%に相当する?」と聞かれ、「肺に fine crackles が聴取されます」と答えれば、「肺野のどの部位か、いつから聴取できたのか、日による違いはないか、coarse crackles とどう違う?」などと矢継ぎ早の質問に対処しなければならない。頸部や腹部の血管雑音などがあるにもかかわらず、もしそれをpositive findingsにあげなければ、ぎょろっとした目でにらまれた。「肝腫大があり、鎖骨中線上2横指触れます。edgeはdull、hardです」と答えれば、「指を出しなさい」と言われて、きょとんとしてしまう。本当に、2横指に相当するかどうか、確かめているのだ（指の太さは人によって案外違うものだ）。それほど、内科教授は、総合内科医として身体診察力に長けていた。腎臓などいとも簡単に触診していたのである。多くの患者の頭の先から足の先まで診察していたため、健常人に対する身体診察の経験が豊富で、その結果、正常と異常の身体所見の差に敏感だったのだろう。

その後、ナンバー内科が崩壊してからは、あのころの内科教授レベルの身体診察力を自分は見たことがないし、自分の今の身体診察力はその足元にも及ばない。

チャートラウンドは教授との闘いだった

病棟での教授回診の前に、医局でチャートラウンドが行われる。そのころの温度板（チャート）には、研修医が日夜あらゆる情報を書き込んでいた。患者の採血結果だけでなく、行われた検査とその結果、あるいはその予定なども書き込み、「温度板を見れば患者の全体像がわかる」と言われ、温度板の出来《でき》で初めて認められるという雰囲気だった。教授はその温度板を見ているというより、睨んでいる。その様子を片眼に見ながら、患者のプレゼンテーションを行うのだが、プロブレムの列挙が適切でなければ、まずそこから破綻が始まる。

今のような「診断名＝プロブレム」ではなく、症状や検査所見の異常など、明らかな事実（ファクト）がプロブレムであり、それらから総合的、かつ論理的に適切な診断名に導き、治療方針につながる思考を述べなければならない。この思考が提示できなければ、そのたった一例で研修医は見るも無残な姿になってしまう。

それぞれのプロブレムは、細かな点にも要注意だ。例えば、血清K値が数日のあいだに正常範囲の上限から下限に変化すると、その理由がおそらく尋ねられる。このような質疑応答は、とても研修医だけでは対応できない。そのため、サポート役の医局員が必要に応じて応戦してくれる。そう、教授回診のチャートラウンドは、教授vs.研修医＋医局員の闘いに近いものだった。闘いに負けると、宿題が出た。ジュニアリサーチカンファレンスという会議で、闘いに負けた要因であるテーマについて研修医が文献調査を行って、30分程度で発表するというものだった。

研修医は、このチャートラウンドがすさまじい闘いにならないようにと、自然に自己防御反応をする。もちろん、患者について可能な限りの勉強を行うのが一番だが、さまざまな内科領域の患者が混在しているので、あらかじめ網羅して勉強しておくことは困難だった。難しい質問は医局の先輩に任せるしかない。そのうえでとっておきの防御方法が、見やすい温度板と論理的で簡潔なプレゼンテーションだった。このことに気づいたのは、同じグループに属する仲間のプレゼンテーションを聞いてのことである。教授の質問の数や鋭さがプレゼンテーションによって明らかに異なっていたからだ。聞き手である教授の思考のスピードに合わせながら、簡潔かつ疑問をはさみにくい明快な論理を保ちつつ、聞き取りやすい大きな声でプレゼンテーションする。僕の今の論理的思考やプレゼンテーション能力の基礎は、パワーポイントのない時代に、温度板を用いながら、教授回診のなかで培われたといって過言ではない。

心電図・胸部X線の読影に名人芸があった

診断・治療は、いつの時代も、問診、身体診察、血液検査、そして胸部X線、心電図で始まる。当時、超音波検査はルーチン検査として行えるものでなかった。CT検査はなおさらで、それを行うためにはそれなりの理由が必要だった。MRI検査はそもそも存在していないころの話だ。これらの検査は行うことができたとしても、予約がいっぱいでその検査結果が自分の手にたどり着くまで相当時間がかかった。病院にある超音波検査装置やCT撮影装置が少なかったのだ。そもそも血液検査でさえ、その結果が出るまでに通常7～8時間を要していた。朝に提出した血液検査の結果は、夕方ようやく届き、それから病態や治療方針をあらためて考えるというありさまだった。だからこそ、すぐにその結果が手に入る胸部X線と心電図はきわめて貴重な診断ツールだった。

そして、この2つの検査の読影には、教室内で名人と称される強者が存在した。胸部X線写真の読影では、教授がその強者の読影を乞う現場に出くわしたこともある。当時の僕には、その人が胸部X線写真をあたかも現在のCT写真のように立体的に読影しているように見えた。おそらく、すべての気管支や血管の立体的な配置がしっかり頭のなかにあり、それを平面の胸部X線写真上で追っていたのではないかと想像する。

心電図の読影は、内科研修が終わって第二内科の心電図グループに属して初めて、その強者の存在を知った。当時、このグループでは、入院した患者全員の心電図を集積し、心電図だけで患者を診断しようとするとんでもない会が毎週開かれていた。もちろん心電図のコンピューター診断などない時代に、インクで記録された12誘導心電図を前に、「これは肝硬変の患者ではないか?」などと話しているさまは、どうみても理解できない遠い世界だった。それほど、数多くの心電図を見ながら、考えた経験が蓄積されていたのだ。その内科を受診するすべての患者の心電図を読影する当番がグループの新参者に割り当てられ、読影所見を先輩からこと細かに指導された。僕の今の心電図読影力はその当時の経験に基づいている。

今、当時をどう思う？

さて、ここまでは思い出話である。「あのころはよかった」などという気持ちはさらさらない。今の、そして、これからの若い医師が、この昔話を聞いてどう思うかの方がよほど重要だ。うらやましい点はあるだろうか、あるいは僕と同じ時代に医師にならなくてよかったと胸をなでおろすだろうか。なにしろ、僕は、モーレツサラリーマンとして生きる時代の親をもち、「巨人の星」、「タイガーマスク」、「アタック№1」などのスポ根漫画を見ながら、どちらかといえばリゲインのＣＭで使われたキャッチコピーどおり「24時間戦えますか」で育った世代だ。

そのうえで、今の僕が断言できることが一つある…、「このような医師研修は、未来永劫、決して再現できない」。それは、働き方改革のせいではない。考えてもみてほしい。研修医の立場から当時のことを書いたが、あのころ最も大量に仕事をしていたのは、「教授」であることは間違いがない。

当時の教授回診をこなすためには、自らの専門領域だけでなく内科すべての領域の進歩について、くまなく勉強し続けることが要求され、また自らの身体診察能力が低下しないよう、常日頃の診療で聴打診、触診を行い、技のレベルを維持し続けなければならない。教授回診のある一日は朝から晩まで、精神集中を余儀なくされる。研修医が精神集中するのがわずか2時間程度なのに、である。研修医のつたないプレゼンテーションでも、聞いて理解してあげようという気持ちをもたなければならないし、スルーはできないのでいつも何か質問しようと頭を働かせ続けなければならない。身体所見がうまくとれない研修医を前に怒るわけにもいかず、実に微妙な態度を示しつつ教育しなければならない。週に1回のカンファレンスで思わずうたたねしてしまうような今の僕には、とてもできない仕事だ。そんな日が毎週一日訪れたら、きっとその日は朝から憂鬱になってしまうだろう。僕に限らず、僕と同世代の医師に、当時の

「教授」は務まらない。

再現できないのは、この教授という人材確保の観点からだけではない。当時とは異なり、パス入院という効率性と安全性を重視したプロセスができ、一人当たりの入院期間は短縮し、一日の入退院数が増加したため、そもそも丸一日を教授回診にあてるような時間の使いかたが困難だ。加えて、検査の種類が著しく増加し、しかもその結果が迅速に得られるようになったことも大きな変化だ。多くの検査をオーダーして結果を待てば、迅速に診断に結びつく時代に、自信のない身体診察に時間をかけることにどのぐらいの意味を感じられるだろう。それでも伝統に基づく儀式的な意味は残されていたものの、COVID-19のパンデミックにより、接触を伴う身体診察を医師・患者ともに敬遠するようになり、儀式的な意義も低下した。

さらに、情報だ。僕が大学を卒業した時代、「クリニカルエビデンス」という単語はなかった。診療ガイドラインという便利なものもなかった。医学情報が限られていたばかりでない。それを入手する唯一の方法が紙媒体だった。医療現場にはインターネットどころか、コンピューターすら備わっていなかった。研修医の知識源は、教科書や雑誌に限られる時代だったからこそ、先輩から教わるものに意味があり、そのなかでもトップレベルの情報は教授回診のなかで教わる経験知や、教授自らが勉強した情報だったのである。今や、新しい医学情報は、インターネットにあふれているし、それらをまとめた診療ガイドラインが存在する。先輩や教授の教える経験知や知識は、ともするとバイアスがかかっていて、あてにならないかもしれない。

人材、時間、検査、情報という4つの観点から、僕が学んだ内科研修、そして、その中心にあった教授回診は滅び去った。僕は、その栄枯盛衰を間近に経験した世代の一人だ。

今の時代を生きる仮の僕「君」へのアドバイス

医者としての出来は大学卒業後の数年で決まってしまう

さまざまなことが変わったが、変わらないこともある。それは、「医者としての能力は、医者になった数年で決まってしまう」という、昭和の時代から受け継がれている言葉だ。エビデンスはない。若いころは、そんなことはないだろうと思っていたが、これまで数々の若い医師たちを指導医として見てきた僕は、多少の例外はもちろんあるものの、この言葉は当たっていると感じる。そして、僕自身が、医者として最も成長したのは、かつての教授回診を中心とした初期の医師教育プロセスにあったことを認めよう。医師として初めて医療現場に放り込まれたときの不安、恐怖、悲しみは、初めの1、2ヵ月に訪れる。この時期は、皆そんなものだと思って適当に乗り切ればよい。時間が解決してくれる。重要なのは、この1、2ヵ月を乗り越えた次に迎える数年間なのだ。

では、今の時代、若い医師たちはどのようにして、この重要な数年間を過ごしているのだろう。僕が、医師教育の中心を担う大学を去ったのは2000年だ。ちょうど内科が、ナンバー内科から縦割り内科に鞍替えした時期で、すでに内科研修で教授回診のもつ重みが低下しつつあった。実際に、そのころ、教授回診はチャートラウンドだけで、身体診察は割愛されていた。教育の実際は、屋根瓦方式とよばれる形式に変わり、数年上の先輩医師、そしてオーベンとよばれる10年以上の医師経験をもつ文部教官助手がその多くを担うようになっていたが、その内容は当然ながら教育する医師の力量によりさまざまだった。

さらにそれから20年以上が経過し、教育制度や専門医制度は著しく変わっただろう。この間、専門病院に勤務していた僕は、その進捗に鈍感だった。だから今の僕は、この重要な大学卒後数年間について、具体的にどうすればよいかを語るだけの資格がない。

僕が医師の初期教育に重要だと思うこと

今、どうすればよいかは皆目わからないものの、何が重要かの本質は昔と変わっていないと思う。医師という職業が、社会で何を求められているかが、そう変わらないからだ。4つの力量、つまり、「身体診察力」「論理思考力」「プレゼンテーション力」「人とのコミュニケーション力」は、臨床現場で欠かせない。これらの力こそが、僕が自分の初期教育で学び、今も医者として使っているスキルだ。きちんと学べば、その後約40年間使えて、ためになる。

ひるがえって、医師全体の身体診察力がいくら低下しても、また COVID-19 の影響により接触をいくら嫌うようになっても、身体診察をまったくしない医者がいたとしたら、社会はその医者をどのように思うだろう。僕の時代は、おじいちゃん、おばあちゃん世代の患者は、進んで聴診してほしいと望んだものだ。聴診することで、患者の安心感が引き出されていた。もちろん、時代とともに人の意識も変わったが、どんなに進んだ時代でも、医者と身体診察はどうにも切り離すことはできない。

論理思考は、どの職業でも必要な能力だ。医学部教育のなかでも、論理思考が重要なことを何度も教えられただろう。では、医療現場でこの論理思考が十分になされているだろうかと考えたとき、心もとなくなる。論理思考を妨げるものがあるからだ。それは医学情報過多である。情報にキャッチアップすることで精一杯になりがちで、物事をしっかり考える余裕がなくなりつつある。診療ガイドラインはきわめて有用なものだ。しかし、その有用性はその使いかたに左右される。診療ガイドラインに記載された文章を読むことなく、図表だけを見て診療を決めていたら、それは論理思考0《ゼロ》という状況だ。

プレゼンテーション力も、どの職業でも必要とされるスキルだ。ただし、とくに医師という集団のなかで生きていく場合、このスキルの有無で仕事の効率が大きく違うだろう。それは、医師が毎日プレゼンしながら生きていく職業だからである。医師になって間もなくは、先輩にお伺いをたてるばかりの毎日だ。そのたびに、コンサルトしなければならない患者について簡潔にうまくプレゼンする必要がある。他科受診時の依頼なども同じだ。意義が低下したとはいえ、教授回診でもプレゼンテーション力が問われる。そもそも、患者や家族に病状を説明するときも、プレゼンテーション力が問われる。医師は毎日プレゼンしているというのが、現場の実態だ。プレゼンテーション力があれば、余計な苦労をせずに済むし、怒られる機会も激減する。

人とのコミュニケーションスキルは、プレゼンテーション力と同様に、いやそれ以上に重要だ。医学部という特殊環境で長く大学生活を過ごすばかりでなく、医師となってからも住む世界が狭いため、他の一般社会人よりコミュニケーションスキルの発達は遅れている。そして、医師としての能力は、この発達の遅れたコミュニケーション能力でおおかた判断されてしまうのが悲しい現実だ。コミュニケーションしなければいけない相手は、多種多様であり、同僚・先輩も含めた医師はもちろんのこと、看護師を含むコメディカルも忘れてはならない。ともに働く病棟で、あなたはいつもそのコミュニケーション力が問われている。一方通行のコミュニケーションは、すぐに病棟での働きを難しくしてしまう。僕の病院では、後期研修医の評価を行っているが、その評価者の数は医師よりコメディカルの方が多い。そして、患者だ。患者は医療従事者とは異なる一般社会の人たちだ。常識や知識が自分たちとは大きく異なるのはもちろんのこと、病気を患っているという意味で不安感を抱えた人たちだ。時に、患者さんから「担当医を変えてほしい」というお願いを聞くことがあるが、それはその担当医のコミュニケーション力の乏しさが招くものである。

これからの若い医師たちも、僕の時代と同じように、医学部卒業から数年以内に、身体診察力、論理思考力、プレゼンテーション力、人とのコミュニケーション力の4つの力を身につけるという意識をぜひもってほしいと願っている。

身体診察力を再考する

医学部では、頭から足まで全身くまなく診察することが重要と教わるが、現場に出れば、その理想と現実は異なるとすぐ知ることになる。画像診断が容易になっただけでなく、その質が格段に向上した。とくに大病院に勤務していると、身体診察に時間をかけるより画像検査の結果を待った方が正確な診断にたどり着く可能性が高いことを皆知っている。だから、現場では、医学部で習うほど、あるいは昔ほど、真剣に身体診察所見をとることはなくなった。

では、身体診察は不要だろうか。飛行機あるいは列車内で、「お客様のなかに、お医者様はおられますか?」という声に手をあげたという場面を想像してほしい。連れられて行くと患者が苦しがっていたら、できることはまず身体診察…というより、それしかない。身体診察は未来永劫、医者という職業と切り離されることは決してないし、身体診察力をもたない医者は医者といえない。身体診察の特徴は、いつどこでも即座に可能である一方、不正確であることだ。ひるがえって、病院で行うさまざまな検査は、正確である一方、機材、場所と、ある程度の時間が必要だ。つまり、身体診察と検査は、相互補完の関係にある。初めにあげた病院外の飛行機・列車での例は、それを明確にしてくれる。

研修医の多くは大病院で医者としての職業を開始するので、ともすればこの身体診察のメリットを忘れ、無駄と感じてしまいやすい。しかし、研修医のうちに身体所見をくまなくとり、検査所見との一致・不一致を確認して（例えば、聴診と心臓超音波所見、腹部触診と腹部超音波所見など）、それぞれの身体診察の能力を磨いてほしい。研修医の期間が終わると、そのような機会が減るばかりか、そのような余裕ももてなくなるからだ。つまり、身体診察力は、医師になり数年でその成長が止まる。そして、神経疾患、循環器疾患、消化器疾患の救急は、いまでも身体所見を抜きにして診療することは難しい。

僕の世代はもはや無関係だが、将来の世代では、身体診察力の一部は、携帯可能な小型の point of care ultrasound（ＰＯＣＵＳ、ポケットエコー）にとって替わられるだろうと予想している。身体診察がもつ不正確性は、触診や聴診の精度が個人の経験に根差してしまうところによるものが大きい。さまざまな現場で使える超音波検査装置が発達したら、それは身体のあらゆる部位に応用できるばかりでなく、視覚化することで、触診・聴診による診断や評価がもつ不正確性を格段に改善させるに違いない。現状はまだ、機器の価格という課題があるが、数多くの画像診断機器を準備できない小規模病院やクリニックでの身体診察力を格段に向上させることは間違いない。やがて、研修医の身体診察力は、いかにPOCUSをうまく使えるかで決まるということになるかもしれない。

論理思考を支えるもの

現在の医療が診療ガイドラインなしでは語れないことは疑う余地もない。研修医が診療ガイドラインをまったく知らないで受け持ち患者の医療を進めていたとしたら、問題になるだろう。だから、まず診療ガイドラインを読んでほしい。そう思うのだが、実際は〝読んで〟いないことが多い。診療ガイドラインに掲載されている図表だけを〝見て〟、診療していることが多いのではないだろうか。もちろん診療ガイドラインを知らないよりずっとましだが、図表を見て反射的に決定する行為が医療ならば、一般の素人でもできてしまうのではないかと感づいてほしい。

診療の質を決めるのは、その一人の患者の病状に対する担当医の論理思考力に負うところが大きいと常日頃思っている。診療ガイドラインは、この論理思考能力の補助となるものにすぎない。そもそも診断という過程では、現在発行されている診療ガイドラインはほぼ使えない。診断は、患者個別のプロブレムを抽出し、それをできるだけ一元的に説明できないかと思考する過程に存在する。診療ガイドラインは、その診断が、医学的、そして社会的に妥当かどうかを確認するための「診断基準」を提供しているだけだ。

診断がついたうえで、治療として何を行い、何を行わないかを思考する。診断における論理思考とは異なり、治療における論理思考は、その前提にこれまでの治療成績に関する情報が必要だ。しかも、診断における医学の進歩が遅々としているのとは対照的に、治療における医学の進歩は日進月歩の勢いである。この情報を個人でくまなく獲得することはほぼ不可能だ。だからこそ、この部分をできるだけフェアーに集積し、まとめるという仕事が、診療ガイドラインの一つめの役割である。診療ガイドラインを読めば、該当する疾病治療についての現在を、自分で調べた場合に比べるときわめてわずかな時間で得られる。

本来は、そのうえで当該患者の治療について担当医が論理思考しなければならない。しかし、経験がなければ自信がもてないかもしれない。そこで、「指針」という名がついた診療ガイドラインは、一つの参考材料としてごく一般的な方針を指し示す。この方針には、確固とした方針もあれば、かなり怪しい方針まで混じっている。無作為化比較試験やメタ分析を含む医学情報がこれでもかというぐらい集積されている課題なら、誰が検討しても同じ方針になるかもしれない。かたや、根拠とする医学情報が不十分なら、人によって意見が異なることもあるかもしれない。そうなると、専門家の多数決でとりあえず決定したものを提示しようということになる。つまり、指針である以上、考えられる課題について現状選ばれうる方針を提示するのが診療ガイドラインの二つめの役割だが、実際のところこの形式で提示された方針の信頼性は玉石混交にならざるを得ない。ただ、経験のない医療者にとっては、たとえ玉石混交だとしても何もないよりはましだろう。これを参考にしながら、目の前にいる患者の治療を論理思考してみればよいのだ。しかし、実際は、玉石混交の治療方針をまるで金科玉条のように利用している場面が多い。とりわけ、診療ガイドラインの図表が、あたかもそれを金科玉条の指針のように見えさせているからだ。

診療ガイドラインの落とし穴❶

若い君が、今、ある疾患の診療ガイドラインをつくらなければいけないとしよう。どのような過程を踏んで作成すれば、果たしてフェアーと言えるか、考えてほしい。

もちろん一人で作成することはできないから、ある程度の数のメンバー（ガイドライン委員）を集めなければならない。自分の知っている仲間だけを選んだら、おそらく何らかのバイアスがかかり、社会からはアンフェアーと言われかねない。だから、人間関係として偏りのない医師を選びたいが、このとき、当該疾患の専門医だけを集めればよいだろうか、他の分野の医師には声をかけるべきだろうか。また、とかく専門医には業界との利益相反がありうるが、どの程度を基準として除外すべきなのだろうか。そもそも、医師だけで決めていいのだろうか。他の医療従事者はまったく除外してよいものか、あるいは、患者の意見をまったく聞かなくてよいだろうか。

さて、こんな疑問を解きながらなんとかメンバーは決まったとして、ここからどのようにガイドラインの編集作業を進めるべきだろう。診療ガイドラインは、さまざまな場面での指針を提示しなければならない。いわゆる、さまざまなCQ（クリニカルクエスチョン）に対する指針の作成である。CQの決めかたはさておき、決まったすべてのCQに対してメンバー全員で同時にとりかかるわけにもいかないので、CQごとに担当者を決めたい。その際、担当者はどのように関連する文献を集めるか、これを事前に決めておく必要があるだろう。これまでの医学情報は山積みだ。選びかたが自分勝手だと情報にバイアスがかかることは必然である。また、担当者にはCQに対する指針のたたき台をつくってもらい、そのたたき台を前にメンバーで討論したときに、意見が一致すればよいのだが、意見の一致をみない場合にはどうすればよいのだろう。単純に多数決で決めてよいのだろうか。そもそも意見と言っても、生命、生活の質、費用対効果など、さまざまな観点があるものだが、観点の違う異なる意見はどのように扱うべきだろう…。問題山積である。フェアーな診療ガイドラインをつくるのは、それほど簡単ではないのだ。ガイドライン委員を経験して知ったことだが、ここでは君にその疑似体験をしてもらった。

診療ガイドラインの作成方法は論文化され、さらに作成された診療ガイドラインの質の判定方法も考案されている。そして、これまで発表されている立派な欧米の診療ガイドラインですら、標準的な方法から逸脱し、その質も高くないとこれまでたびたび指摘され、それが論文としても公表されているところが欧米らしい。残念ながら、日本の診療ガイドラインは、その土俵にすら立てていない。若い君はすぐにすべてを信用してしまうかもしれないが、診療ガイドラインを活用するにあたって一つめの落とし穴が、その作成方法にあることを指摘しておく。診療ガイドラインに記載されている内容は玉石混交、その作成方法もまだ満足のいかないものだ。もちろん、時代とともに質を改善させようという努力や進歩はあるが、所詮は人間が決めるもの、理想的な診療ガイドラインへの道のりはまだ遠い。君は、患者を前に、このような前提で今存在する診療ガイドラインを利用している。玉石混交かもしれないと知ると、しっかり読んだうえで自分の頭で当該患者に対する治療のありかたを考えようとするはずだ。

診療ガイドラインの落とし穴❷

診療ガイドラインの二つめの落とし穴は、利用者が evidence-based medicine（EBM）という概念を理解できているかどうかに尽きる。だから、若い君たちには小冊子でもよいので、EBMに関する教科書を1冊ぜひとも読んでほしい。一言でいえば、「治療はエビデンスが決めるものではなく、人間が決める」という単純なことだ。僕は、EBMとは、エビデンスを前に医師と患者の双方が治療方針について考え、なんとか双方の意見を一致させようという過程だと思っている。

無作為化比較試験は、このようなEBMに必要なものだ。これすらなければ、専門知識をもつ医師がよかれと思って、医療知識の乏しい患者を誘導することはきわめて容易になってしまう。エビデンスは、このような自己肯定的な医師に謙虚さを求め、その行き過ぎをとどめてくれる。一つの無作為化比較試験から導かれた結果ならたまたまの偶然もあるだろう。あるいは、専門家による反論もありうるだろう。しかし、同じ結果を別の無作為化比較試験が生み出せば、偶然でもなければ、反論もしにくくなる。だから、メタ分析は貴重なのだ。

しかし、だからと言って、エビデンスの指し示す治療がいつも正しいとは限らない。その要点をいくつかまとめてみよう。❶無作為化比較試験には、そもそも除外基準があり、実際の臨床現場で困る複雑な背景をもつ患者ほど除外されやすい。エビデンスの条件にそのまま該当する患者は、臨床現場にいる患者の半数にも満たないということが往々にしてある。すなわち、自分の目の前の患者にそのまま当てはめられる確率が50％以下になるということである。❷エビデンスがそもそも、negative study、つまりどちらともいえないという結果を導き出すことがあるが、このようなエビデンスは注目されにくいばかりか、公表されていないこともある。❸エビデンスはそもそも生命予後の向上を目的としている。しかし、現実の医療現場では、命以外の価値を求める場面がままある。死亡率の低い疾患ではなおさらである。❹エビデンスが生命予後を向上させることを証明した医療行為でも、すべての患者に施行したとき、その費用が国家財政を破綻させてしまうような場合には、そもそも医療の根幹が揺らぎかねない、などなどである。

エビデンスは前提だ。医師に謙虚さを求める役割がある。患者にもそうだ。患者がエビデンスに明らかに背く医療を求めたとき、医師はエビデンスを用いてその是非をあらためて理解させるだろう。だからといって、医師および患者がエビデンスの奴隷になるわけにはいかない。エビデンスを知りつつ、患者の求めるものに耳を傾け、どうにかその患者にとってのよい治療を見つけよう。そう考えたとき、診療ガイドラインの指針は単なる一般的な一例に過ぎないことがわかるはずである。

オプションという用語ならばおよそ患者の50%に当てはまる、ガイドラインはおよそ60〜95%の患者に当てはまる、スタンダードは95%以上の患者に当てはまる、と言われている。オプションやガイドラインに基づく治療で十分な効果を得られない患者は、決してまれというわけではない。加えて、診療ガイドラインの信頼性の半減期は約6年、つまり発行されて6年経てば、その半分の記載を新しい情報によって書き換えなければならないということでもある。

このような診療ガイドラインの落とし穴を知っていれば、ガイドラインの図表ではなく、専門家たちが何を考え、どこに限界があるかを記述する文章にこそ、その核心があることがわかる。それとても、さまざまなバイアスや時代遅れが存在するものかもしれないが、ないよりずっとましだろう。それを前提にして、各患者の価値観に合わせながら、何がよい治療になりうるか、うまくいかない場合にどのような結果になるかを考えながら、治療を決定してほしい。結局は図表が指し示した結果と同一になろうとも、反射的に選択した論理思考0《ゼロ》の治療と、患者とともに決定した論理思考による治療は、似て非なるものである。その違いは、選択した治療がうまくいかなかった場合に、より歴然とするだろう。そして、なによりも若い君たちの経験の豊かさにつながるはずだ。同じ一例の経験であっても、医師が得られる経験値は人によって大きく異なることを伝えておきたい。これが、各自の論理思考力がもつ素晴らしいところだ。

将来のＡＩを考えたとき

人工知能、ＡＩ（artificial intelligence）は、近い将来あらゆる分野で利用されるようになることは必然だ。医療ももちろんその例外ではない。現在は、画像診断の分野での応用が著しいが、診断だけでなく、やがて治療を含むあまねく分野にいきわたるようになるだろう。医師としての在りかたも大きな影響を受けるはずだ。今の僕には、20年後の医師の働きかたを想像できないが、将来ある君たちには少し不安に感じるところがあるかもしれない。

もし、医療を単純作業の繰り返しと理解するようなことがあれば（往々にして少し経験を積むとこんな錯覚に陥ることもある）、君の仕事はほとんどＡＩにとって代わられるだろう。実際のところ、外来医療や入院医療の多くは、単純作業の繰り返しが占め、これが人手や時間という意味で医療の生産性向上を妨げている。君がＡＩの時代に医師であり続けるということは、君がこの単純作業以外の仕事をできるということなのだ。

ＡＩは、人間には処理しきれないほどの大量の過去データを学習し、そこから最適解を得る。実はこの手法は、これまでの経験を現在の患者に応用して成立する医療との相性がとてもよい。病理診断、内視鏡診断、超音波診断、ＣＴ検査やＭＲＩ検査などの画像診断は、やがて医師よりＡＩの診断能が高いという時代になるはずだ。それは、ＡＩがもつ過去データに対する学習能力が人間をはるかに上回るからだ。同じ画像診断でも、心電図などではこれまでできないと思われてきたことをＡＩが教えてくれる、つまり、心電図で読める情報の幅が広がるだろう（例えば、洞調律の心電図から、近い過去・将来に心房細動などの不整脈が生じる可能性を予測するなど）。人間の目では見えない、心電図上で０・１㎜以下のような小さな変化であってもＡＩが見逃さないからである。画像診断だけでなく、カルテに記載された単語や検査結果から、診断名を自動的に予測するＡＩも生まれる可能性がある。あるいは、そこから患者の将来に生じるイベント発生率を予知できるかもしれない。究極的には、そこから最適の治療法をＡＩが提起してくれる可能性さえあるのだ。ちょうど、Google Map が渋滞を加味しながら目的地までの最適ルートを示してくれるのと同じだ。

もはや医師の仕事はどこにあるのか…、と一見途方に暮れそうにもなるが、僕は医師の仕事は決してなくならないと確信する。むしろ、単純作業をＡＩに任せることで、かえって医療の生産性が上がるだろうと予想している。そのとき、医師の仕事は何に立脚するだろう。それこそ、先にあげた4つの力、すなわち身体診察力、論理思考力、プレゼンテーション力、コミュニケーション力なのである。

全身CT検査あるいはMRI検査をすべての患者で行うようになれば、医師の身体診察力はAIに負けてしまうが、そんなことは現実的でないだろう。また、現在のAIには論理思考力がない。診断結果やイベント発生率をかなり正確に導き出せたとしても、AIはなぜそうなるのか、その論理を説明できない。あくまでも過去の学習から弾き出された、もっともらしい最適解を提示したというだけだ。人間はそれで納得できるだろうか。Google Mapを用いた渋滞回避ならだれも論理を求めない。しかし、病気や健康のことはそう簡単に結果だけを受け入れることができないのが人間だ。なぜ、AIがそのような結果を導き出したのか、医師の論理思考力が要求されることになるだろう。

そして、その病状説明はやはりAIにはできない。AIには、個人個人に合わせてわかりやすく伝えたり、相手の言い分を聞きながらそれに対応したりする機能は求められていないし、相手に応じたプレゼンテーション力やコミュニケーション力はまったく装備されていない。AIを便利なツールとして用い、今行っている業務の一部を効率化して、医師にしかできない仕事により精力を注ぐことができる時代、これが次の時代だ。

僕が若手だった時代にはコンピューターやインターネットがなく、すべてが紙媒体だったからすごく苦労したし、何をするにも時間がかかった。コンピューターやインターネットがこれまで医療で貢献してきたこと、これを次の時代はAIがもたらしてくれる。それは進歩だ。不安にならずに、医師にしかできない能力に磨きをかけよう。

4つの力は「筋トレ」でしか養われない

若い君は4つの力を養ってほしいと言われても、どうしたらよいのか皆目見当がつかないかもしれない。はっきり言ってしまえば、これらの力を養う系統的な方法はないし、もしあったとしてもそれを言語化することは難しい。そもそも、君に適合した方法でなければ、たぶん何の意味ももたない。そのうえで僕が君に伝えたいのは、この4つの力を養うことは、「筋トレ」に近いということだ。

身体診察力については、すでに述べたとおりだ。すでに内科は臓器別になっているので、全身の身体診察は研修医のときにしかできない。君が習えるほど身体診察力に優れた先輩がいつも見つかるわけはないので、ことあるごとに画像検査所見を教師として鍛錬してほしい。これはまさしく「筋トレ」で、その回数こそが重要だ。たまたま優れた先輩医師がいたら、それは幸運。トレーナーとしていろいろ聞いてみれば、「筋トレ」の効果が上がるだろう。

論理思考力、プレゼンテーション力、コミュニケーション力は、そもそも君が生まれたときからその養成が始まっている。論理思考力は、小学生の算数にその基本があるだろうし、プレゼンテーション力は君の生まれた家庭内ではぐくまれ始めたはずだ。コミュニケーション力に至っては、赤ちゃんのときから両親とのあいだで何度となく使ってきただろう。だから、医者になってから、あらためて効率的に養成したい、そのための教科書はないかと探しても無駄だ。今まで自分の歴史のなかで養成されてきた力を、病院のなかで「筋トレ」として使っていくしかない。使えば必ず鍛えられる。

だから、研修医のあいだは、旅の恥は掻き捨てと思って積極的に使ってほしい。そして、重要なことは、これらの力には「～らしさ」があり、誰にでも適応できるゴールドスタンダードはないということだ。君らしさ、個性がなければ、魅力的な力になりえない。「筋トレ」にゴールや正解はないし、「筋トレ」をしなければ、筋肉はまったく育たない。一生継続して、自分らしい論理思考力、プレゼンテーション力、コミュニケーション力を身につけてほしい。

長い医師人生を過ごすなかで

外来のやりかたを教わることはほとんどない

医療は、外来診療と入院診療から成り立っている。

医師として携わる仕事は一般的に入院診療から始まるが、そこには大勢の仲間やサポーターが参加している。チーム医療とよばれるが、当たり前だ。江戸時代ならともかく、今一人で医療を提供できる医者はいない。そのチーム医療のなかで、初めて入院患者への対応のしかたを学ぶ。先輩や同僚、コメディカルが患者にどのように対応しているのか、実際に目で見て学ぶことができる。時には、先輩医師が、君の入院診療を見て助言してくれることもあるだろう。入院診療にはスタンダードがあるからこそ安心できる。

ひるがえって、もう一つある外来診療はどうだろう。僕は、外来診療のやりかたを教わった記憶がない。医師になって2年目、突然に外来診療が始まった。外来診療は、一見すると江戸時代のように一人でこなさなければならない業務だ。しかも、対象となる患者数は多い。見様見真似で始められればよいが、そもそも他人の外来をしっかり見て学んだことがないので、スタンダードがあるのかどうかもわからない。そんなに長いあいだ、まったく習わないで外来診療を継続するとは思わなかった。そして、on the job trainingをしながら、30年以上経過して今の自分の外来診療がある。こんな自分の外来診療を後輩に一度も見せたことがないことも今になって不思議に思う。

他人の外来診療を注意深く見たことはないが、きっと外来診療にはその人らしさがあふれているだろうなと思っている。「はじめまして。山下といいます。よろしくお願いします」、「今日はどうされましたか」、「検査をして調べましょう」、「この病気はですね…」など、使っているフレーズは変わらないかもしれないが、外来診療をする部屋の雰囲気は個人個人でずいぶん違うはずだ。そもそもスタンダードがないのだから。そして、その雰囲気が心地よいと思う患者が多ければ、診なければならない患者が増えすぎて、そのことでまた部屋の雰囲気が変わってきてしまう。そんな試行錯誤を繰り返しながら、その人らしい外来診療が形づくられるのが実際なのだろう。

そして今、正解がないところが人間らしいと思う。君は、君らしい外来診療を長いキャリアのなかで形づくらなければならない。もしかするとドラマで役者が外来診療する姿を見て、こんな外来をできたら…と思うことがあるかもしれないが、きっと君らしくない外来になってしまうのでそれを目指すことはやめた方がよい。僕が一つアドバイスできるとしたら、患者の目を見て話してほしいということだけだ。僕の時代と違って、電子カルテという便利なものができたせいで、医師が電子カルテばかり見て、耳だけ患者に向いているという話をよく聞くようになった。心地よい外来は、患者の心に近づく必要がある。それは、目を見て話すということから始まる…。これは人間の対話の基本なのだから。

医者人生は長い

これから医師を始める、あるいは始めたばかりの君にとって、目の前の仕事をこなすことで精一杯だろう。僕もそのころには、今の自分、つまり将来を想像してみることはなかった。それが普通だと思う。しかし、医者人生は長いのも事実だ。そこで、ここでは将来について話すが、話半分に聞き流すだけで構わない。

今、君は、一般的な医者というものを習得しようとしている。前期研修医はその最たるもので（僕の時代にはなかった制度だ）、後期研修医もその延長線上にある。そして、やがて君は、まったく異なる世界、「ギルド」の世界に立ち入ることになる可能性が高い。

医療のすべての領域をカバーできるのが理想かもしれないが、すべてに関与し続けるというのは実に難しい。研修医をしていると、それを自然に感じ、その一部をもう少し深く突き詰めたいと思うようになるはずだ。現在は、それが専門医制度として構築されているが、そんなものはなくても昔から若者は自然に専門性を高めようとしていた。つまり、研修が終わると皆が分散して、それぞれが自分の好んだ、より狭い世界に立ち入ることになる。それを、僕は「ギルド」とよぶ。親方、職人、徒弟などの技術訓練を目的とした職業上の身分制度を表す用語が、「ギルド」を表現するのにふさわしいかもしれないが、もちろん、この制度は現代風にアレンジされているので恐れることはない。ただ、専門性を高めれば高めるほど、自覚するかしないかは別にして職人になっていく。

僕が属している循環器内科はそれだけでも専門性が高いかもしれないが、さらに冠動脈疾患、不整脈、心不全などの専門分野があり、循環器内科研修をすればするほどさらに細分化された分野を極めたいと思うのが必然である。標榜する科を選択して専門医研修をすると、さらに細分化された分野に身を投じることになるのは、他の科であってもまったく同じだろう。実に不思議なことだが、若者というものはそういうものなのだと思う。

ある限定された分野に身を投じると、その分野で有名な、その道の大家といわれる人たちを中心に、リアルな人間関係のなかで、その分野の発展があることを知る。その人間関係の輪のなかであれば、隅の方にいても自然に新しい知識や技術に触れる機会が多くなる。そして、職人の技術には大きな個人差や考えかたの相違があることも知るようになる。

君がやがてどのような分野に身を投じるにせよ、きわめて重要なことは、ギルドのなかに入るだけでなく、そのなかの一流の先輩に習うことである。自分はそうやって、このギルドの世界のなかで成長した。もちろん、必ずしも皆が一流の先輩に習うことはできない。運と縁が確かにある。ただ、この運と縁の可能性を大きくすることはできる。親方、職人、徒弟を思い出してほしい。徒弟が親方に直接習うことはないだろう。徒弟は職人に習うのである。直接指導できるのはせいぜい12年下までと、古くから言われている。つまり、自分より12年上まで直接習いたいと思う一流の先輩のいる施設に志願すること、これが運と縁の可能性を広げる道だ。超有名で、年の離れた一流の先生のもとに志願しても、可能性は低いばかりか、あまり習う機会がないことは知っておいてほしい。脂の乗った若手の一流、これを探すことを勧める。その後は、一生懸命、自分が選んだ分野で、手の技術、知識の技術を伸ばす。一流の先輩が在籍している施設なら、普通に頑張れば一流半になれるだろう。才能と努力があれば、やがて一流の職人になって徒弟を教えているはずだ。

そして、医者人生はここで終わらない。まだまだ人生は残っているというのが現実だ。このとき、不思議なことだが、若いときに抱いた感覚とはまったく真逆なことが生じ始める。ギルドの世界はいくら住み心地がよくても、もう少し広い世界はないのかと新天地を探し始める医者が多い。ギルドの世界での自分の限界を感じるためかもしれない。いつまでも、最先端を追い続けるというのは確かに無理がある。病院ならば部長という立場の人物を想像してみてほしい。狭いギルドの世界だけにとどまっていないはずだ。これは強制させられているというわけでなく、本人の感覚としてより広い仕事を求めた結果なのである。そして、いつの間にか、主戦場は外来診療となり、入院診療はoverviewするという職務になる。一部の先生は、病院のマネジメント業務を行うこともあるだろう。あるいは、同じころ、病院を出て、クリニックを開業し、自分の世界を広げようとする医師も数多くいる。そして、そのとき、医師研修で身につけた4つの力がどれほど重要かをあらためて知ることになる。

「万物は流転する」、「諸行無常」というのが、長い医者人生だ。まだ若い君には必要のないことかもしれない。多くの医師は、広大な平地を歩くことから始め、やがて山のすそ野を昇りはじめ、狭い山道を歩むことになる。どこかで、登り詰めて自分なりの山頂にたどり着いたとき、山頂から向こうに見える（これまで見えなかった）広大な平野に向かって新たな道を模索するようになる。これが、僕が育った昭和世代の医者人生だ。君たちの世代は、また異なる長い医者人生があるのかもしれない。

高齢者・超高齢者がますます増加する

日本社会の高齢化、超高齢化が言われて久しい。早晩、生まれた人口の半分以上が107年以上生きるという時代がやってくるそうだ。そして、その準備段階である今、僕を含めて、昭和から平成前半に医者になったものは、はなはだ困惑している。「医者をする」という章の最後に、この困惑を伝えておきたい。これは、若い君たちが、今後必ず解かなければならない大きな問題だからである。

僕は、医療の主たる目的は、生命予後の向上と生活の質の改善という2つだと習ってきたし、まさにそのとおりだと思ってこれまで医者をやってきた。昭和の時代は、患者は40代から60代が中心、血圧、脂質、糖尿病、肥満など、きちんと管理できている患者の方がむしろ少ないという時代だ。患者の多くは、血圧が高いぐらいが自分にとってちょうどよいと、本当に思っていた。もちろん、早晩、動脈硬化性の心血管イベントを生じてしまう。それらのイベントに遭遇し、それを苦労しながら治療し、そして初めて患者が医者の指示に従ってくれるという機会を利用して指導する…。これが医者の仕事の本流だった。うまく治療できれば感謝されるし、やりがいもあった。平成の時代は、大規模臨床試験の成績が数多く報告され、これまでなんとなくよかれと思ってやってきたことにいくつかの反省があったものの、治療する目的が、生命予後の向上と生活の質の改善であることには何の変化もなかった。ただ、徐々に、昭和の時代には比較的珍しかった70代の患者がよく見かける存在になっていることには気づいていた。

「これは大変だ。今までどおりにいかないばかりか、まったく違う」と感じ始めたのは、ここ数年のこと、平成最後から令和になったころからだ。80代、いや90代の患者が、普通に、外来や入院診療に現れ始めた。元気な高齢者ならよいが、車いす生活の人もいれば、認知機能が低下し始めた人もいる。僕がこれまで医療の対象と考える機会がほとんどなかった人たちだ。例外的な患者とばかり思っていたら、いつのまにか患者の中心像になりつつある。そして、「この年代の人たちにとって、生命予後の向上と生活の質の改善っていったい何だろう」と考えざるを得なくなった。長い医者生活のなかで、僕が中心に位置づけた医療の目的では歯の立たない患者がいることを知った。

後から知ったが、これは、人口学的遷移という課題で、経済成長が持続すると必ず生じる課題だそうだ。先進諸国はみなこの課題に立ち向かわなければならないが、日本は経済成長のスピードが著しかったため、この課題も急速に大きなものとなり、今や世界トップの高齢社会になってしまった。経済成長に伴い、公衆衛生、医療が発展し、死亡率が減少、かたや子どもを育てる経済的負荷が増加し、出生率が減少、この両者の結果として人口ピラミッドが縦長になるばかりでなく、ピラミッド型から棺桶型に変化する。昭和の時代に医者になった僕は、人口学的遷移が生じる前の医療を習得したが、人口学的遷移後の医療に適応できていないということらしい。

人口学的遷移は突然生じるわけでなく、徐々に進行する。なぜ、ここ数年で突然のように課題が大きくなったのか、そこにはもう一つの理由が存在すると思う。それは、人間の老化は3回生じるという説で説明できるはずだ。老化に伴って、血清蛋白の組成は変化するが、それは緩徐なものでなく、平均として34歳、60歳、78歳に大きく変化するという。つまり、人間の身体は、成人以降20〜34歳、35歳〜60歳、61歳〜78歳、78歳以降という4つのステージに分けられ、4つの異なる肉体があることになる。昭和、平成前半に医者になった僕たちは、この最終段階の患者を想定できていなかったのだ。そして、ここ10年のあいだに、この最終段階の人口が著増したからこそ、初めてそのことに気づいたのだろう。この最終段階では、自分たちの目的であった生命予後の向上と生活の質の改善というお題目が、うまくフィットできていないということでもある。

目的がわからないまま医療を進めることには、自然と人間としての大いなる疑問が湧いてしまう。だから、これまで自分たちが行ってきたようにエビデンスを探そうとしても、実のところほとんど存在しない。エビデンスに基づいて初めて書くことのできる診療ガイドラインに至ってはもちろんまったく役立たない。目的もわからなければ、エビデンスもない、情報そのものすら足りない…、これが僕たちの感じる困惑の正体だ。

この大きな課題は、次世代の君たちに必ず引き継がれるはずだ。いや、君たちの時代ではもっと今より大きな問題になっているに違いないだろう。古い世代の僕には、もちろんこの解決策は浮かばない。ただ、この課題を前に、「最後の晩餐」という言葉を思い出すだけだ。ぜひ君たちには努力して、この課題に立ち向かってほしいと祈っている。

「人生であと一回しか夕食が食べられない」という状況では、その一回の食事メニューについて懸命に自分の欲するところを考えるに違いない。それでは、「人生であと10回しか夕食ができない」と言われたらどうだろう。あるいは「あと30回の夕食」と言われたら、どのような夕食を想像するだろうか。そのとき、どのぐらい真剣に考えるだろう。「あと30回もあるなら、一食ぐらいは普通の定食でもいいかな」と許せても、「最後の晩餐」がなんのひねりもない定食では許せないはずだ。「最後の晩餐」は、そのときになって初めて考えることができ、「あと30回の夕食」を考えたときとはまったく異なるもので、同時に予想できないものだ。

ここで、「許された夕食の回数」を、「余命」に置き換えてみよう。「余命の短い」患者の診療を、患者本人の意志が重要と言いながら（そして、そういった患者は実際に、認知症などで本人の判断力が低下していることが多い）、「余命の長い」医療者と患者家族が決定している。「最後の晩餐」の食事を、「あと何回も夕食ができる人」が決定しているという構図だ。

もしかしたら、患者本人は心の奥底で「こんな最後の晩餐は望まないのに…」と思っているかもしれない。しかし、患者が亡くなってしまえば、残された家族が「よい最後の晩餐だった」と思えることも重要だ。そして、それを決定した医療者、家族自身が、やがて今度は自分の「最後の晩餐」を迎えるようになる。そのとき、初めてあのときの判断の是非を知ることになる…。「自分は、こんな最後の晩餐は望まないのに…」

［第2部］

研究をする

昔の「僕」が経験してきたこと

その昔、医者はみな研究していた

僕が医者になったころは、大学病院での研修、民間病院での研修を行ったのち、卒後3、4年経つと、卒業生のほとんどがそれぞれの医局に戻った。現在では想像できないかもしれないが、頻繁に大学病院の廊下で同期と出くわし懐かしい気持ちになったものだ。そして、2、3年後輩にあたる研修医の指導や、自分の専門分野の検査、治療、外来診療をこなす。

一方、医局では、全員がなんらかの研究を行うことになっていた。これは、本人が望む、望まないにかかわらず、なかば強制的なものだ。2年に一度ほどの頻度で医局内でリサーチカンファレンスとよばれる会議での研究発表が割り当てられ、医局員が、教授、助教授（准教授）の前で、自分の研究内容を発表する。当時はあらゆる分野の専門家が集まる総合内科だったから、その発表内容は内科の全領域にわたる多彩なものだ。そのすべてを理解することは難しかったが、発表者の先生がどんな人でどんなことに興味をもっているのか、また、内科の各分野でどんな研究が行われているのかを知れる機会である。医者としてばかりで暮らしていた僕にとって、それは少し新鮮だった。

こう書くと、他人事になってしまう。僕も医局員の一人で、実はその当事者だ。当然、2年以内に何か自分の研究内容を発表しなければならない…、と頭でわかってはいても、それまで研究などすごく遠い世界の出来事であって、自分にできるわけがなく、「困った」というのが実感だった。学生なら、「謙虚に努力するしかない」とあきらめて割り切れるのだが、ちょっとばかり医療ができるせいで、「なんで研究なんかしなければならないのか」と憤慨したりしてしまう。あとから考えれば、僕はほんとに厚顔無知だった。「汝、汝自身を知れ」とか、「無知の知」とかいう言葉をかけてあげたくなる。

僕の研究事始め

診療をこなすなか、専門とする不整脈の臨床電気生理学的検査を行っていると、「ちょっと不思議」と感じる現象にたまたま出くわすこともある。原因を先輩に尋ねてみたが、「よくわからないね。過去の例を調べてみたら」という答えだったので、研究室にあった過去のデータを見直すと、数例で同じような所見が見つかった。そこで、生理学のクイズと思って、その理由を一生懸命考えたりしていた。

たまたま上手く説明できる理由を思いついたら（それが正しいかどうかは確かめようがないが…）、学会で発表することになり、その後、英語論文にするようにとのお達し。英文といえば大学入学時の英作文以来だから、まずいことになったな…と思いながらも、過去の論文を参考にしつつ作成し、研究室の指導者に提出した。「英文法からもう一度勉強し直した方がいいよ」と言われて返ってきた論文は赤字でびっしり修正され、もはや自分の書いた英文はどこにも残っていなかった。この書き直しと修正を繰り返し、海外の雑誌社へ言われるがままに投稿した。論文に査読という重要な過程があることもよくわかっておらず、雑誌社からの手紙に記された査読意見が数多かったので「ダメだな」とあきらめていたら、ダメとは限らないからきちんと返信するようにと指導された。返信のひな形ともいえる指導者の過去の返信文面例をもらい、論文改訂と返信を作成し、再び修正してもらいながら、最終的に論文として公表されることになった。要するに、僕の最初の英語論文は、発想はどうであれ、指導者がいなければ「なかったかもしれない」論文だ。むしろ指導者の操り人形として働いたというのが実情かもしれない。しかし、形だけでも英語論文になったということに内心わずかな喜びがあったのも真実だ。

いつもどおり外来診療をしていると、あるとき、発作性心房細動の患者さんから「昔は発作がほぼ同じ時間帯に起こっていたのに、60歳を過ぎてから今までにない時間帯にも発作が起こるようになったのですが、なぜですかね?」と聞かれた。もちろん、答えようもなく、教科書にも載っていない。過去の論文を調べても、よくわからない。で、なんとなく、自分で調べてみようと思い立った。研究室にあった２００件弱の発作性心房細動の24時間心電図をあらためて見直し、発作の時間帯を集積してみたら、はっきりとした傾向が浮かび上がった。初めて書いた論文と同じ経過で、学会発表ののち、英語論文として発表した。このときには、指導者からの赤字修正はすっかり減っていた。そんなつもりもなかったが、一流とされる *Circulation* 誌にたまたま掲載され、古典的な24時間心電図検査の研究報告でも一流誌に掲載されることがあるのかと驚かれた。

それ以来30代の半ばまで、日常臨床のなかで少し疑問をおぼえたようなことをテーマとして、経験した症例に基づく論文を書くことになってしまった。「なってしまった」ということはないだろうと思うかもしれないが、三つ子の魂百までという。研究者としての初期教育で、そんな癖がつけられたというしかない。

僕の基礎研究

僕の属した研究室では、イヌを対象にした実験室があり、ほぼ全員がイヌを用いた基礎研究を行うことになっていた。小動物や培養細胞など、もう少し基礎実験らしいものでないのかと思うこともあったが、不整脈は培養細胞では生じないし、小動物でも生じにくい。海外でも不整脈の基礎研究と言えば、イヌを用いた実験が王道だった。例外なく、僕にも一つのテーマが与えられ、実験プロトコールを書いて、1週間に1日かけてやり始めたが、どうにもこうにも面白くない。やる気も起きず、憂鬱だった。

結果も出ないので、最終的に、指導者が行う実験のお手伝いをすることで許してもらった。心房粗動をテーマにした実験で、言われる指示に従っていただけだ。しかしそのうち指導者が忙しくなり、一部の実験は自分だけで行うこととなり、元の木阿弥、丸一日一人で実験室だ。ただ、実験結果について指導者に報告し、ディスカッションしているなかで、少しだけ面白いことをしているのかなと感じ始めた。要するに、これまでは自分が何のために基礎研究をしているかがわかっていなかったのだ。

その後、心房粗動がなぜ成立するのか、薬物はなぜ心房粗動を停止させるのか、などに関する実験を行い、最終的に右房の解剖学的構造が重要だとわかった。そんな英語論文も臨床研究と同じように発表したが、まだ釈然としない。なぜ、それほど解剖学的構造が重要なのか、という疑問である。イヌを用いた実験をいくら行っても解けないことは明白だった。そこから新たな旅が始まった。組織や細胞を用いた活動電位、イオンチャネル、あるいはその分子生物学に関する研究は、自分の研究室ではとてもできないので、他の研究室にお願いして自ら習いに行った。自分の疑問に即した実験方法が必要で、結局さまざまな研究手法を習得するまでに時間がかかってしまったものの、疑問に挑む過程で、右房の解剖学的構造のもつ意味が自分のなかでストンと心に落ちた。

このときに学んだ研究手法は、その後大きく役立った。

当時、心房細動という不整脈は、地味な不整脈で、ほとんどが治療は不要と言われていた。実際、「ハリソン内科学」でも、心房細動に関する記載はわずかだった。ただ、自分の外来にはなぜかこの心房細動患者が多く、その病因や治療法が未解明で、外来診療でも困り果てることが多かった。そこで、学んだ研究手法を、心房粗動ではなく、この心房細動の研究に応用してみようと思ったわけだ。当時、心房細動の研究者が少ないうえ、「地味な心房細動の研究に、分子生物学的手法なんて役立つのか」と言われたこともある。しかし、自分がこの基礎研究の結果から学ぶことは多かったし、それを発表したり論文化したりする取り組みには、苦しい一方で充実感もあった。

こうして、40代前半まで、昼は臨床をやりながら、夜は基礎研究をやるという生活スタイルの日々になっていく。いつしか、自分の疑問を解くことが、基礎研究を行う目的になっていた。

大規模臨床研究に関わる

21世紀になり、地味だった心房細動が大規模多施設無作為化比較試験の対象となり、突然降って湧いたかのようににわかに脚光を浴び始める。当時は薬物療法しかなかったが、心房細動を治すvs.心房細動を受容する、という一見すると突拍子もない無作為化比較試験の結果が、欧米から2編、*New England Journal of Medicine* に発表された。予想外にもその結果は、両者に優劣はつけがたいという、当時の不整脈の専門家には信じがたいものだった。日本では、人種、医療環境、受診頻度、使用する抗不整脈薬、その使用量など大きく異なっていた。そのため、もしかすると異なる結果になるのではという期待もあり、日本でも果敢に試してみようという機運が盛り上がっていた。

しかし、日本の不整脈界には、そのような大規模多施設無作為化比較試験を行った経験がない。ということは、やったことのある人間がいないということだ。学会主導で行うことが決定されたが、なかなかその先に進まなかった。そして、当時は心房細動の研究者が少なかったためか、臨床と基礎の両者の研究を行っていた僕にそのお鉢が回ってきてしまう。プロトコールや実施体制を考えてほしいというのである。

そう言われても、自分にそんな経験は何一つなく、なにから始めればよいのか皆目見当がつかない。そもそも、世界的に見ても、大規模多施設無作為化比較試験が行われ始めたのが1990年代で、2000年代からようやくその数が増え始めたという程度だ。本心では、こんな面倒なことはできないと辞退したかったが、周囲が許してくれない。「仕方がない。プロトコール案だけ書いて、さっさとおさらばしよう」と思ったが、そもそもそのための教科書がなく、それまでの欧米の大規模多施設無作為化比較試験の論文だけを頼りにして一から勉強せざるを得なくなった。何とか書き上げて学会に提出すると、今度は事務局を運営してほしいとのこと。当時、僕は42歳で、全国の名だたる施設を束ねたりする力も勇気もない。今回は絶対辞退だとかたくなな態度で臨んだが、自分の書いたプロトコールを人に任せるのかというお叱りの言葉をくらい、事務局運営に携わらざるを得なくなった。こうして行われたのが、日本の不整脈界における初めての大規模多施設無作為化比較試験J-RHYTHM試験である。

結局、自分の基礎研究を中断し、代わりにさまざまな先生に頭を下げ、協力してもらった。その結果、1000名以上の患者登録が行われ、欧米の試験成績とほぼ同様の結果を得ることになった。今、考えれば、きっとそうなるだろうなと思う結果だが、どうあれ完徹できたことにほっと胸をなでおろした。その後、全世界的な趨勢もあって、同じような大規模多施設研究プロジェクトの話が続々と立ち上がり、J-RHYTHM Ⅱ試験、J-RHYTHM Registryなど学会主導研究のプロコール作成や事務局運営に携わった。その流れで、日本の不整脈界で初めての医師主導治験J-BAF研究を含む国内治験のPI（Principal Investigator）、そして世界共同治験ENGAGE-AF TIMI 48研究のNational Lead Investigatorなどを務めることになった。人よりその経験があったというだけだ。これらの貴重な経験を生かして、心臓血管研究所内にARO（academic research organization）を構築し、多施設共同研究を組織として運営するようにした。いつの間にか、大規模多施設共同研究の専門家のようになってしまったが、自分でも予想外のことである。

あとから結果的に振り返ると、心房細動を対象として、分子生物学、電気生理学、一般臨床研究、大規模多施設共同研究というミクロからマクロに至る研究を行ったようにに見えてしまう。しかし、これはたまたまの結果だ。

僕は、初めから「○○を研究したい」という強い思いをもった医者ではなかった。proactiveではなく、ただ環境にreactiveに反応していただけなのに、研究者になれた。めぐってくる運と周囲の優れた先生がたのおかげだ。そして、研究とは、それほど遠い世界の出来事ではなく、とりあえず始めてみたらそれぞれが貴重な体験となり、人生に彩りを添えてくれるものだと思う。しかし、自分の研究は社会に少しでも貢献できたのか。それは今の僕にはわからない。

今の時代を生きる仮の僕「君」へのアドバイス

研究をするリスク、しないリスク

僕は、すべての医者が一度は研究をしてみるべきだと主張する立場ではない。研究がそもそも好きな人はもちろん進んで行えばいいし、そんな気持ちはなくても、少しやってみて面白そうだと感じる人は継続すればいいが、そうでなければあえてしなくてもよいという考えかただ。研究は、臨床で医者をするより、向き・不向き、運・不運の影響が強いと思う。なにより医療と違うのは、研究は生活の糧にならず、得られるのは自己達成感だというところだ。歴史的に多くの医者が研究に携わったと思うが、研究なんてしなければよかったと思っている人も多いだろうと想像する。そして、医学や医療が進歩するにつれて、ますます研究に従事しない医者は増加するだろう。

そのうえで考えてほしいことは、「研究しないリスクって何だろう」という点だ。それはひと言でいえば、知識や技術のユーザーとして徹し続けられるかどうかというところだ。通常の臨床研究や基礎研究を想定すると、何のことを言っているか、わからないかもしれない。もっと大きな研究、例えば大規模多施設無作為化比較試験という研究で得られたクリニカルエビデンスを想像してみてほしい。今、若い君はそれらのエビデンスを素直に受け入れられるだろう。しかし、その素直さは、経験を積むにつれ、失われていく。自分の経験によるバイアスが頭をもたげてくる。その結果として、自分に都合のよいエビデンスは受け入れ、都合のよくないエビデンスは受け入れず、反駁するようになる。そんなことはないと思うかもしれないが、それが人間の性なのだ。

実際、僕の関わったJ-RHYTHM試験、J-RHYTHM II試験は、結果発表を行うと同時に多くの反駁、批判にさらされた。「プロトコールがもう少し違えば、異なった結果になったかもしれない」などという後知恵の反駁だ。そのほか、当人のもつバイアスから繰り出される、僕にとっては非科学的でアンフェアーな数々の意見を聞く羽目になった。

欧米の大規模臨床試験の結果であっても、発表当初はそんなことが多い。例えば、直接経口抗凝固薬とワルファリンが比較されて、前者の優位性が明らかにされても、ワルファリンを使い慣れた医師にはこの結果は受け入れられないなどと、公然と批判されている。そして、これらの批判や反駁の中心にいたのは、特段の研究歴をもたない医者が多いというのが現実だ。まるで、ゴルフをしたことのない人がスイングについて批評し、料理をしたことのない人が調味料の入れかたが悪いと批判しているようなものに映る。一方、臨床研究であれ、基礎研究であれ、自ら研究を真剣に行った経験のある医者は、研究の難しさを知っているがゆえに、まずその結果を素直に受け入れることから始めるだろう。その寛容さは、研究の経験からくるものだ。そのうえで、エビデンスのユーザーとして、その限界に目を向けるようになる。どんなに素晴らしい研究でも限界があることを知っているからだ。

本当のところ、「プロトコールが違えば…」などと言うのであれば、その人自身が正しいと思うプロトコールで自ら研究を行い、実証すればよいだろうと思うのだが、自分の知る範囲では、そのように同じ土俵に立って反論を行った例を知らない。そうこうしているうちに数年が経つと、当時の反駁者はまるでいなくなったようになる。時間をかけ、周囲の反応を見て、ようやく彼らもその結果を受け入れることになる。研究をしないリスクとは、やがて歳をとったときに、素直にすべての研究結果をそのまま受け入れにくくなるということだ。これを知って、自分たちは知識や技術のユーザーであると認識し、それに徹することができれば、研究しないリスクを排除することができる。

一方で、研究するリスクもある。それは研究を、自己達成感でなく、社会的な何かを得るためのツールと勘違いすることから始まる。日本でもここ十数年、捏造、過ち、gift authorなどさまざまな研究の問題が浮き彫りになり、数多くの論文が撤回された。その渦中にいた人物の多くが、教育に携わる大学の教職員である点も残念なことだ。その結果、臨床研究法などという法律までできてしまった。実は、この研究するリスクは、研究しないリスクとある面で似通っている。研究結果をそのまま素直に受け入れず、自分の都合のよいように利用するということだからだ。本来、研究するメリットは、医学や医療の進歩への貢献だけでなく、目の前にある結果がたとえ自分にとって不都合であっても、まずそのまま受け入れる鍛錬を通じて、フェアーな目を養い続けるということでもある。

研究をする、しない、いずれの道をたどるにせよ、自分の決めた道のリスクを知っておいてほしい。いずれの道を選択したとしても、医療をするうえで重要となるフェアーな判断力を持ち続けることこそ重要だ。

研究は仮説から始まる "Think Different"

ここで、「○○について研究したい」、「例えば○○のメカニズムを明らかにしたい」と考えて、研究を開始するとしよう。実は、それはまだ研究のスタート地点にさえ立てていない。君が研究をするなら、まず意識してほしいことは、その研究のスタート地点、出発点の重要性だ。あいまいなスタート地点から出発すると、その研究は相当な苦労と紆余曲折を経ない限り、ほとんど失敗する。逆に、幸運なスタート地点に立てば、それはほとんど無理なく成功するだろう。君の研究の成否を決める試金石は、実際に研究を始める前から存在している。この重要性は忘れられがちで、研究なんてしなければよかったと言う、過去に研究で挫折した多くの先輩たちの敗因はここにあると思う。

僕がよく口酸っぱく後輩に言うのが、「まず仮説を立てよ」である。一つの研究が自然に存在する事象の全貌を明らかにすることは決してない。事象の全貌は明らかにできないが、そのなかにある一つの局面を明らかにできるかもしれない。この違いがわかっていないと、君の努力はかなり無駄になってしまう。研究に対して、過大な期待を抱かないことだ。「そんな小さなことを明らかにするためによく研究をやっていますね」と聞かれたこともある。そうなのだ。小さなことだ。「研究とは、河原に積まれている小石の山を見て、自分がもう一つ小石を積むことができたら、少しだけでも小山の高さが高くなるかもしれないと願うことだ」と答えた。

欧米では、研究は"to test a hypothesis that …"、あるいは"to examine whether … or not"が基本であると言われる。研究がなしえるのは、一つの仮説をたて、その仮説がイエスかノーかを判定することだけである。つまり仮説とは、「AとBに関係性がある」、「AはBより上回っている」など、イエスかノーで答えられるものでなくてはならない。そして、多くの場合に、研究して得られるのは、イエスともノーとも言えない灰色の結果になる。なぜなのか…。それは、立てた仮説が、そもそも答えが出にくい仮説だったからだ。

技術的な話になるが、重要なので伝えておこう。仮説の検証は、生物統計学的になされ、多くの場合、次のような面倒なプロセスを経ることになる。例えば、「Aの治療効果がBのそれより優れている」という仮説を立てたとしよう。生物統計学的には、真に立証したい仮説と対立する「Aの治療効果はBのそれと同等である」という仮説（統計学上はこれを否定したい仮説として「帰無仮説」とよぶ）を検証する。この帰無仮説が棄却されることで、元の仮説が実証されたと考える。このとき、棄却してもよいと考える基準に用いられる数字が p 値だ。

つまり、実際にA治療群とB治療群でデータを集積し効果を比較した結果（例えば、効果に関連する検査値や治癒した人数の差）を実測値としたとき、帰無仮説「Aの治療効果はBのそれと同等である」という仮定が正しいものとした条件下で、実測値と同じかさらに極端な結果が生じる確率をp値（確率なので0から1の範囲で示される）と定義する。これが例えば5％未満（$p < 0.05$）ならば、そんな珍しいことが目の前で生じるとは考えにくいので、「Aの治療効果はBのそれと同等である」という前提が間違っている、つまり、帰無仮説が否定されて当初立てた仮説が実証できたとするわけだ。こう考えると、研究するうえでp値が０・０５未満かどうかで運命が決まるように思えてくる。

こうして生じやすい病が「p値病（ピーチ病）」だ。不十分な仮説を立てて、検証した結果、イエスともノーとも言えない灰色の結果になってしまったとしよう。せっかくデータを苦労して集めたのにもったいないと考えるのが人の常だ。だから、集積したデータをひっくり返して、比較する因子の組み合わせをさまざまに操作して統計解析を行い、p値が０・０５未満になる条件を探し始める。当然のことだが、20回も統計解析を行えば、$p < 0.05$ が成立した結果を得られるだろう。確率が5％未満といっても、理論上は20回もやれば、5％×20回で100％になるからだ。そして、考え始める。なぜ、この統計解析結果が $p < 0.05$ になったのか（その答えは、「偶然」だ。考えても意味がない）。こうして、当初考えもしていなかった無理やりの仮説が生み出され、さも最初からあったように見せかけながら、発表されてしまう。初めに立てた仮説は、もうどこかに飛んで行ってしまっているはずなのだが、なぜか発表時にはイントロダクションに顔を出し、うさん臭さを醸し出す。無理やりあとづけでひねり出した仮説だから、どうも魅力的でなく、発表者も自信がなさそうだ。いや、発表者は少し良心の呵責を感じてしまうのかもしれない。こうして、p 値病がもとで、研究をしたくなくなった医者はたくさんいるはずだ。

こうならないためにも、初めに自分が立てた仮説がしっかりしていることが重要だ。これまで多くの先人たちが研究を行ってきたが、さまざまに打ち立てられた仮説は無残にも敗北していったに違いない。そして、その敗北が論文化されていることはめったにないので、それらを知りようもない。僕からのアドバイスは、「これまで他人が思いつかなかったような仮説を立てよ」である。Think Different こそが、仮説設定に重要だ。人と考えかたが違えば、とりかかろうとする研究がこれまでの歴史のなかですでに検証され、誰にも知られず敗北している可能性は小さいはずだ。仮説がきちんとしていてそれなりに魅力的ならば、そして、これまで検証されていなければなおさら、たとえその仮説検証の結果がイエスでなくノーであっても、発表して人に知ってもらう価値がある。いわゆる negative study でさえ、次の発展への礎として価値を生む。

実際、僕はこれまで、negative study を論文として発表してきた。後輩にも、仮説が魅力的ならば、堂々と negative として発表しろと指導してきた。心房細動の大規模多施設無作為化比較研究のいくつかは、negative study の報告であったことには意味がある。よい仮説の検証はイエスであれノーであれ、将来への価値を生むのだ。論文化されれば、未来の研究者が同じ轍を踏むことなく、この研究テーマを次のステップへ発展させてくれるはずだ。つまり、小石を一つ積むことになるはずだ。

仮説を思いつかない君へ

仮説の重要性を知ると、研究に思わずおよび腰になってしまうかもしれない。確かに、基礎研究では仮説こそ命となってしまうが、臨床研究はすこし違う側面をもっている。臨床研究には、仮説の前段階といえる研究手法があり、むしろ医者にはこの入り口のほうが向いているかもしれない。この入り口から練習するのも一法で、僕は昔からこのやりかたが大好きだ。

研究の目的を、「仮説を検証する」ではなく、「現状を知る」に変えてしまうのだ。基礎研究では現状をそのまま見ることはできないので、この手法は臨床研究にだけ応用できる。ここで、君がある商品をつくって販売する会社に勤め、もう少し売り上げを伸ばしたいという立場にあると考えてほしい。何から始めるだろう。多くの場合、「現状を知る」だ。君の商品が、マーケットのなかで今どれぐらいのシェアがあり、どのような購買層があるかを知り、これから詰めるべき課題を抽出することから始めるだろう。そして、これは臨床現場も同じである。

医療の発展は、現状とその課題を把握し、それを改善することで進歩してきた。では、君が興味をもっている疾患について、日本に今どれぐらいの患者がいて、どのような治療をどのぐらいの割合で受け、その結果、患者はどのような転帰になっているかを知っているだろうか。おそらく、目の前の患者のことで精いっぱいで、考えたこともないかもしれない。

僕がこの当たり前のことに気づいたのも、先述のJ-RHYTHM試験のプロトコールを書いている最中のことなので、40代になってからだ。仮説設定を行い、その検証に必要な症例数を計算しようとしたとき、日本での現状、つまり当時の心房細動患者の死亡率、入院率などが報告されておらず、必要症例数が算出できないことを知った（欧米ではずっと昔から、その数字が連続的に報告されていたのとは大違いだ）。僕は、心房細動の専門家と称しながら、自分が日本の現状を知らないことに唖然とした。そして、J-RHYTHM試験のプロトコールでは、「現状がわからないので必要な患者数は算出できないが、専門的な見地から症例数を設定した」と非科学的な記述にせざるを得なかった。

そこから、「現状を知る」研究を始めた。所属施設は、心臓血管研究所という中規模病院だから、やろうと思えば全症例登録が可能だ。経過観察の中心は病院カルテ、通院中止患者の転帰は封書で確認、と決めて開始した研究が、Shinken Database である。このデータベースの解析に、仮説はなかった。そもそも、ある特定の循環器疾患患者がどのような患者か、どのような治療を受けたか、その結果、短期、中期、長期予後はどうなったかを描写する、今の心臓血管研究所の現状を明らかにすることが研究の目的だった。descriptive medicine とよばれる研究手法だ。そもそも仮説がないので、p 値病に陥るリスクもない。

このデータベースを用いて日本の循環器疾患の現状を明らかにしようと、主に20代後半から30代前半の若手研究者が、数多くの論文発表を行っている。臨床研究に限っては、仮説がなくても研究はできる。皆が知っているようで知らないことが、臨床現場には数多くあるからだ。「現状を知る」は知るばかりでない。今後何をするべきか、課題を教えてくれる。そして、その結果、研究者は、医者として謙虚に医療を継続することができるし、その課題を解決する方法に現場で気づく可能性がより大きくなるはずだ。やがて、新しい魅力的な仮説を立てることにつながるかもしれない。この研究手法は、コホート研究とよばれ、無作為化比較試験と、車の両輪をなすものであることは多くの人がもう知っているに違いない。

人、組織、技術につけ！

研究しようと思い立ったら、どこでもできるようになるか。この質問には、イエスと答えたいのだが、残念ながら、同じような成果がどんな環境でも得られるかは疑問だ。どれほど素晴らしい仮説を立てることができても、環境によっては人や組織に限界があることは認めざるを得ない。僕がそうだった。優秀な指導者がいなければ論文の一つも書けなかった。周囲にさまざまな研究手法をもつ研究室がなければ、僕がそれらを学ぶ機会に恵まれなければ、僕の基礎研究は成立しなかった。学会がなければ、大規模臨床試験を行うこともなかっただろう。つまり、もし僕に、人、組織がなかったら、僕はきっと研究者にはならなかった。

臨床をなかばやめる覚悟で基礎研究をめざすのなら、指導者とその組織をじっくり選んでほしい。君の研究者として大枠がそこで決まってしまうかもしれないからだ。臨床をしながら研究をしたいと思う場合、あるいは研修をしながら医局からなにか研究を行うよう要請されている場合（実のところ、このパターンが最も多いかもしれない）、なかなか自分で、研究に関して人・組織を選ぶことはできない。臨床を習いたいと思う先輩がいるだけでむしろ幸運なのに、加えてその先輩が研究も指導でき、その組織に研究の素養があることは、きわめてまれだからだ。だから、この場合は、それこそ運が左右してしまうことを認める。しかし、研究をするうえで、人や組織が重要であることは変わらない。研究を行った経歴がない先輩からは、研究について学ぶところはないどころか、君のした努力は徒労に終わるはずだ。それだけではない。研究者も医者と同様に初期教育が重要だから、不運にも環境に恵まれなければ、君の研究者としての芽はもう二度と成長しないかもしれない。だから、研究に関しては、臨床の指導者に限定せず、その組織のなかで研究歴のある指導者を探して学ぶことを勧める。年齢は、臨床の指導者と同様に、自分より12歳年上の世代までで探すことだ。

ちなみに、僕の時代は、臨床も研究も同じ指導者から学ぶことが普通だった。かなり運に左右されてしまうが、そんな時代だ。そして、幸運なことに、ちょうど自分のひと回り上、12歳年上の先輩といっても、当時40歳前後の先輩から学んだ。しかし、臨床および研究が進歩した今、両者を一人の先輩から習うことはできないと割り切った方がよいかもしれない。これからの若手医師には、臨床の指導者、研究の指導者の二人が必要だと思う。

加えて、組織の問題は、もうどうしようもない。組織に研究の素養がなければ、君は臨床業務で手いっぱいにもかかわらず、一から努力する必要が生じるだろう。僕の時代は、自分の臨床で気づいた疑問を解くためには、誰もが何もないところから出発し、カルテや検査所見を見ながら、集計表を紙媒体で作成することから始めた。一つの研究が終わって、別の研究を開始しようと思ったら、また何もないところから出発するという有様だった。これは明らかに無駄が多い作業だ。しかし、いまやデータの多くはデジタル化されている。ちなみに、先に紹介したとおり外来患者の登録事業で生まれたShinken Databaseでは、疾患名を指定すれば、即座に該当する患者がスクリーニングされ、併存疾患、代表的な検査所見、初診から現在までの時間、そのあいだの入院歴、生存しているかどうかが、エクセルシートに集計表として打ち出される。これを前提として、そのうえに何をするかを工夫しているのが実際だ。

医者として学ぶという観点から、君は組織を選んでいる。だから、その組織に同時に研究の素養があるかどうかは、入ってみないとわからないだろう。もし何もデータベースが存在しない組織だったら、僕の時代と同じように一から努力を積み重ねるしかない。頑張ろうと、僕は声をかけたい。

研究はプレゼンテーション力がものをいう

医者の行う研究は、仮説設定とその検証、あるいは現状把握が、その中心だ。しかし、それで終わりというわけではない。その結果を隠しておいたら、何の意味もない。研究は、人に知ってもらえて初めて価値が生まれる。この世の中には、いい研究であるのに、人に知ってもらうという点で損をしている、つまり本来の価値が出せていない研究が多いと思う。人によく知ってもらうためには、学会やその他の講演でのプレゼンテーション力を身につけたい。これは、君の研究に価値をつけるスキルだ。

僕の初めての学会発表は、見るも無残なものだった。発表用のスライドは指導者のチェックを受けたものの、現場では早口で時間が余ってしまい、おそらく聴衆には何のことを言っているのかまったく伝わらなかった。聴衆からの質問はいっさいなく、座長が仕方なく苦労して絞り出したような質問に、ぼそぼそと答えて終わった。たった10分ぐらいだが、座長および聴衆の時間を無駄遣いしたようなものだ。何も理解されることなく、逃げるようにして学会の会場をあとにした。

これからの君たち、若手研究者には、こんな経験をしてほしくないと思う。はっきり言うと、当時の僕にはプレゼンテーション力が欠如していて、自分の頭のなかだけで仕事をしていた。そういう意味では、コミュニケーション力も欠如していた。その後、さまざま工夫しながら何度も失敗し、今の僕のプレゼンテーションがある。

研究におけるプレゼンテーションは、さまざまな場面で行われるものだ。学会発表はもとより、医局での研究紹介、研究資金獲得のための発表、あるいはもっと幅広い聴衆を対象とした啓発活動などだ。そして、聴衆の目と耳を使って、聴衆の脳に訴えかけるのが、プレゼンテーションだ。だから、プレゼンテーションは、そのときの聴衆の脳を意識したものでなければならない。前提となる知識が異なる聴衆層を対象にしているのに、同じスライドを使い回すことは避けた方がよい。脳にある情報は人によってずいぶん違うのに、それをまったく考慮していないことがすぐばれてしまう。また、早口は禁物だ。お経を聞いていると眠くなるだろう。脳が受けつけないスピードで話すと、それはお経になって、聴衆は確実に眠くなる。聴衆の脳が受けつける、適切な、しかも単調でないスピードで話すことが必要だ。聴衆の目と耳のそれぞれに、同じ情報を異なる伝えかたで届けられれば、より脳に訴えかけられると知られている。その意味で、スライドに書いた文章をそのまま読むという行為は、きわめて非効率な脳への伝えかただ。

この、聴衆の目、耳、脳を意識するという原則が守られれば、どんな形式のプレゼンテーションでもよいと今は思っている。かつて、プレゼンテーションには王道があると思っていた時期もあるが、もし本当にそれがあるならプレゼンテーターの個性をなくしてしまう。漫才やコントとよく似ている。きっと外してはいけないポイントはあるのだろう。だが、それさえ守られていれば、個性がある方が魅力的で面白い。

定型的な発表様式が決まっている学会発表は別にして、プレゼンテーターは、行楽地でよく見かける川下りの船頭、あるいは川の渡し船の船頭のようなものだと、僕自身は思っている。まず、船に乗ってもらう必要があるし、乗っている最中、十分に楽しんでもらう必要がある。そして、いつの間にか時間を忘れ、目的地に着いたとき、「もう着いてしまったのか、もうちょっと乗っていたかったな〜」と思ってもらえたら最高だ。

乗船場となる船着き場を魅力的にして、多くの行楽客に乗ってみようかなと思わせる。この営業努力は、プレゼンテーションでは最初の部分、つかみに相当する。イントロダクションは慎重に、そして多くの聴衆の理解が得られ、かつ引きつけられるものであるよう、熟考を重ねる。この先、聞いてみたいなと思わせる印象的なイントロダクションを目指す。僕は、この点がいつも難しいと思う。どの聴衆にも受け入れられるやさしいものでありながら、陳腐になってはいけないという矛盾をはらんでいるからだ。「知ったつもりでいたけど、知らなかった」、こんなイントロダクションができれば最高だ。

そして、いったん船に乗ってもらえたら、終着地を最後まで隠しておく。乗客はワクワクするに違いない。どこに行くのかわからないよう、ジグザグに船を運ばせる。これは、イントロダクション後のストーリー展開に相当する。割り当てられた時間をいくつかのブロックに分けて、ジグザグのストーリー展開ができるよう作成する。人間の脳は、10分に一つの情報しか受け入れることができないと聞くので、10分を一つのブロックとして、それぞれのブロックの内容がジグザグした配置になるように工夫する。時間制限があればもう少し短い時間を一つのブロックにしてもよいが、許された時間に必要以上のブロックをつくってはならない。

船が動き始めたら、船頭はなにか話をするだろう。きっとゆっくり話したり、速く話したりするはずだ。目標が見えないまま、船がジグザクに蛇行していて、大丈夫かという不安を抱かせながら…。目と耳から入る別々の情報に、乗客の脳は活動し続ける。先ほど紹介した方法でプレゼンテーションのブロックができたら、それぞれのブロックのなかで緩急をつける。それはスライドをめくる速さや、話すスピードだ。ブロックからブロックに移るときには、適切な「間」が必要だ。脳が十分に消化したあとに舵を切る。話が停止して、聴衆がプレゼンテーターに何か起こったのかと思わせるぐらいの「間」をとってみたいが、なかなかできない。

終着地に近づくと、船のスピードはゆっくり、船頭の口調もゆっくりとなり、そろそろ終わりかなと乗客は察知して、時計に目をやり、思う。「そろそろ着く時間だ。予定より、少し短かったな。でもちょうどよかった。次の予定まで余裕があって安心だ」と。そして、乗客は後ろを振り返り、これまで船が歩んできた道のりを反芻する。僕は、講演の予定時間より少し早く切り上げることをよしとしている。

ちなみに、学会発表は、イントロダクション、方法、結論、解釈という4つのブロックで構成され、それぞれのブロックが短時間だ。ここでは発表者の個性は、イントロダクションと解釈にあらわれる。

論文を作成して初めて研究になる

研究はその時代の人に知ってもらうことが何より重要だが、プレゼンテーションだけでは、いつしか消えてなくなってしまう。のちの時代、そんな研究がされていたという事実も忘れ去られる。あるいは、プレゼンテーションはできるが、データがまだ不十分で、研究としては未完成という場合がある。そのような未完成の研究かどうかは、聴いただけでは見分けられない。このように、プレゼンテーションを行っただけでは、忘れられる、研究としての価値判断ができないという限界がある。それを忘れられないように、また、研究としての価値を確定させるため、論文がある。プレゼンテーションは重要だが、論文というかたちにして初めてその研究は完徹する。しかし、若手研究者の行った研究の多くは、論文までたどり着かず、不完全燃焼のまま放り出されている。結果をうまくプレゼンテーションし、さらにそれを文章化して世に残してこそ、初めて研究と言えることを覚えておいてほしい。

そういう僕も、もともと理系頭だから、小学校時代から作文は大の苦手で、大学入試では国語の点数が最も悪かった。「筆者の考えるところ」などという設問があったら、「見たこともない筆者の気持ちなどわかるわけもない。筆者よりそれを読んだ読者の気持ちのほうがずっと大事だろう」などとうそぶいていた。だから、「論文を…」と命じられたとき、自分の研究を文章化することに大きな障壁を感じ、できるだけ避けようとした。しかし、訓練すれば（訓練させられたというのが実情だ）、克服できるものだと思う。国語とはまったく違うことは、あとからわかった。

指導者なしで論文を書くことはかなり困難だ。だから、まず指導者を見つけよう。ただし、君に「論文を…」と命じた人が必ずしもよい指導者とは限らない。世の中には、君が一所懸命書いた論文を適当に読み飛ばし、「これでいいよ」と言うことが指導だと思っている人がいないとは言えない。僕は、しばしば論文の査読を依頼されるが、論文を読み、「本当に共著者である指導者は、この論文を読んだのだろうか？」と首をかしげてしまうことがある。また、研究と同じで、論文を自ら書いた経験のない人は論文指導ができないので、論文をいくつか書いた実績のある先輩を見つけて指導を仰げるようにしよう。熱心な指導者なら、僕が経験したように、自分の文章がなくなってしまうぐらいビッシリと赤字修正して返してくれるはずだ。指導者の存在こそ、論文作成の出発点だ。

つぎに、論文作成が苦手だと思ったら、まずは掲載する雑誌にこだわらないことにして、心理的な障壁を低くしてしまうのもよい。掲載雑誌については、できあがってから考えてもよいし、この次の機会に今より高いレベルを目指そうと目標を将来に繰り越してもよい。まずは一度、論文化したことがある（研究を最初から最後まで貫徹した）という経験をもつことだ。これで少しだけ芽生えた自信が、次から論文作成のハードルを低くしてくれることは間違いない。だから僕は、論文化できれば、日本語であろうと構わないと思っている。次の機会に英語論文を目指せばよい。ちなみに、日本語論文と英語論文の違いは、読者が日本人に限られるかどうか、のちの時代にその論文を調べやすいかどうかの違いだ。とくに、PubMedで検索できるかどうかの違いが大きい。

初めての論文作成の実際

実際に初めて論文を書き始める場合に、何もないところから自分で一文ずつ綴ろうとするとなかなか進まないに違いない。まずは、お手本を用意することだ。プレゼンテーションを行う際に、参考文献として、自分の研究内容に近い過去の論文を手にしただろう。そのなかで、自分が最も読みやすいと思った論文をお手本にする。もちろん、コピペするわけではない。それはルール違反だ（最近では、投稿された論文に過去論文からのコピペがないか、雑誌社はデジタル技術で検証している）。ただ文字を追って読むだけでなく、その構造に注意を払おう。その構造は、パラグラフによって成立している。イントロダクションはいくつのパラグラフで、それぞれのパラグラフで何を言おうとしているのか、方法は…、結果は…、ディスカッションは…、これをしっかり分析する。論文は、key sentence をもつパラグラフの連続だ。この点は、プレゼンテーションファイルを作成するときとはまったく違う。

分析ののちに、初めて自分の論文のパラグラフ構成を考える。といっても、結局は先人たちの論文構造と似るようになるだろう。当然だ。論文構造にそれほど多様性があるわけがない。というわけで、文章のコピペではなく、よい論文の構造をまねようとすることから始めよう。それぞれのセクションのパラグラフの数を決め、そのパラグラフで述べたいことを並べていく。その構造を作成することに時間をかける。それがすべて終わってから、つまり自分の論文のパラグラフ構成がすべて決まったのちに、初めて一つ一つのパラグラフを肉づけし、文章化する作業を始める。そのときには、すでに、壮大な論文を書かなければならないというプレッシャーから解放されているだろう。一日に、一つのパラグラフ（せいぜい数行だ。さらに言うべきことはすでに決まっている）を書いて、最終的にそれをつなげると考えればよい。パーツをまずつくって、最後にそれらを結合して作品を仕上げるという感覚で臨もう。

そして、最後にもう一つのアドバイスだ。君が書くのは科学論文だ。国語を代表する小説、あるいは作文とは似て非なるものだ。多様性に富む小説や作文と違って、論文構造はいつも単調だ。そもそも決まっているので、それ以外の構造をとることができない。小説と違って、予想外の展開にすれば面白いなどということはまったくなく、論文のなかで並べられたパラグラフは予想可能な論理だけで結合されている。そしてもう一つの大きな違いは、感情やあいまいなニュアンスなど、小説や作文に当然あるものが欠如している点だ。いや、むしろあいまいなことを排除するのが科学論文である。こう言っても伝わらないかもしれない。具体的に言えば、定義の重要性を認識しよう。「本研究では~を有する◯人の患者を対象とした」だけではいけない。その患者はどのような集団からどのように集められ、その際どのような基準で選ばれ、どのような除外を行ったかが明確でなければならない。「薬物の中止」という言葉は、例えば3日間の一時的中止を含むのか、永遠の中止だけを指しているのかを明確にする必要がある。「大出血」とは、いったいどのような基準で判定したのか、はっきりさせなければならない。これは論文全般にわたる注意点だが、なかでもとくに「方法」は、自分がその研究で用いた定義を明確にするセクションだと意識して書いた方がよい。査読者は科学論文として読むから、必ずあいまいな定義は指摘されるはずだ。あいまいな定義は、論文を一から壊してしまう可能性がある。

論文作成は、結局のところ、一定の規則に沿って、パラグラフの構成を理詰めで考えていく作業だと思う。そこには、小説や作文で重要視される創造性や独自性は要求されていない。もし、そのような要素が医学論文にあったとしたら、著者が相当しっかり理詰めで考えた結果、生まれたものなのだろうと思う。

僕は論文を書くとき、方法→結果→考察→序論→要旨という順序で書く。経験を重ねた今になっても、比較的単純で、かつ、淡々と記載した方がよい「方法」と「結果」から書いている。その方が精神的に楽だ。この二つのセクションは、書かなければならないことが事実だけなので、書き手の差が出にくく、パラグラフ構成も単純だ。

そのうえで、次に考察のパラグラフ構成に移る。といっても自分のスタイルができてしまっている。僕のパラグラフ構成は、第一パラグラフは研究のサマリーだ。第二パラグラフ以降は1～3程度のパラグラフを用いて、その研究テーマに関してこれまでにどこまでわかっていたかを述べる。あるいは、何がわかっていないかを述べる。その次に、数パラグラフを使って述べるのは、この研究がどんな小石を積み上げたか、だ。従来の研究と一致する点を述べたのち、何が新しいか、どんな応用が見込めるか、など、この研究がもたらした小さな進歩を述べる。そして、最後に、研究がもつ限界について述べる。もちろん研究内容によるが、十分に過去の論文が読み込めていれば

（当然ながらこの作業には時間はかかる）、考察のパラグラフの数とその key sentence を決める時間は案外かからない。

一番難しいのは、序論である。プレゼンテーションにおけるつかみと同じで、今でもこのセクションを書くときには心が折れがちになるので、自分は作業の最後にしている。読者を代表する査読者に「読んでみたいな」と思わせなければならない。どのような査読者かわからないので、入り口は広い必要があるが、陳腐ではいけない。2～3パラグラフで構成するが、最後のパラグラフでは自分の立てた仮説をはっきり提示しなければならない。広い入り口から、その仮説までどのように導くべきか、毎回試行錯誤である。

パラグラフ構成が決まれば、その後の作業は単純だ。パラグラフを一つずつ key sentence に合わせて、肉づけしていく。仕事の合間に、1パラグラフだけ済ませるなんてこともよくある。この作業がすべて完成するまでにそれなりの時間がかかるが、最後にすべてのパラグラフを予定どおり結合する。それが終わってから、要旨だ。ただ、おそらく、重要なパラグラフの key sentence を抜き出して並べれば自然にできてしまう。

そして、重要なことは、その後1、2日論文を寝かせておくことだ。頭がその論文にかかりきりになると、案外独りよがりの論調になっていても気づきにくくなってしまうから、頭をリフレッシュさせる必要がある。そして、すっきりした頭で、初めからゆっくり読み始め、定義が不明確でないか、論理は非連続でないか、パラグラフとパラグラフのつなぎが不自然ではないか、文法は間違っていないか、などに注意しながら微修正を行う。この微修正を二度ほど行ったら、最後に文献をつけていき、できあがるというのが、自分の論文のつくりかただ。

長い研究生活を過ごすなかで

研究のきっかけは何でもよい

今の時代を生きる仮の僕「君」へのアドバイスでは、研究の正攻法を書いた。しかし、一方で、長い研究生活の末に感じることは、初心者が初めて研究を始めるきっかけは何でもよいということだ。最初はルースに始めてみて、波に乗ってきたら正攻法に徐々に切り替えていくやりかたで十分だと思う。なにしろ、僕がそうだった。臨床研究も、基礎研究も、なんとなく始まった。

たとえ立派な研究の指導者に君が師事したとしても、数々の立派な仮説が君のために用意されていることは、まずない。そんな仮説があったら、すでにその研究には手がつけられているだろう。当然だ。だから、誰かから与えられるものは、あくまでもきっかけにすぎない。臨床現場で何気なく感じたこと、指導者に調べてみたらと言われたこと、指導者から示唆された実験プロトコール、すべてまだ仮説とは言えないものばかりだ。だから「やらない、やりたくない」では（僕はそうだった。回り道をして気づいたが…）、きっと何も始まらない。「はじまりはいつも雨」だ。しかし、そこから君の興味や好奇心が育てば、ほんの少し晴れ間がのぞくかもしれない。そこが、君のスタート地点なのだと思う。一見するとつまらないように見える、与えられた研究のきっかけは、いわば着火剤にすぎない。君という薪に、火をつけようとする役割しかもっていない。薪にそれで火がつくかどうか、それは君にかかっている。雨で濡れたままだとなかなか火はつかないかもしれない。

そして、薪に火がついたとしても、それでも君の興味はまだもやっとしたものだろう。そこで君は、それに関した数々の文献を読むに違いない。何がわかっていて、何がわかっていないかを自分が理解していないから、もやっとしたものにとどまっているのだ。この文献を読むという作業は、スタート地点から、よい仮説を生み出すまでに必要な道程だ。徐々に、もやが薄くなっていく気もするが、それだけではまだ自信がもてない。ただ、君がここまでやってくれれば、指導者の出番があるかもしれない。君の興味、君のもやっとした疑問、それをもとに指導者とディスカッションしてみよう。そこで君のコミュニケーション力が問われることになるが、コミュニケーションさえとれれば、指導者はまるで鏡のように、君の興味や君の疑問をもう少しクリアーに映してくれるはずだ。君の指導者は、ようやく薪に火がともり始めたと知って、心の中でニヤッとするに違いない。きっかけは大したことではなくても、そして、はじまりはいつも雨でも、君に何らかの興味がわいて、何らかの疑問が生じ、自然に調査し、指導者と話した結果、君は指導者とともに、それをよい仮説に熟成させていく。よい仮説設定は、論理思考力の先にあり、そこからわずかにジャンプしたところに存在している。そのとき、生まれた仮説は、物事を考え始めたきっかけの疑問や興味とは似て非なるものだろうと思う。そして、そこからが、初めて君の研究が始まったといえるのだ。

こう考えると、研究に必要な力として、研究対象の十分な把握（文献調査という身体診察力）、研究発表に必要なプレゼンテーション力、論文作成に必要な論理思考力、仮説をクリアーにするためのコミュニケーション力があげられる。研修医として鍛えた4つの力は、研究においても必ず役に立つことを、僕は保証する。

君たちは将来何を研究するのだろう

近い将来、君は何に疑問を抱き、どんな研究を推し進めるのか、僕はたいへん興味をもっている。僕は長い研究生活のなかで、研究手法には栄枯盛衰があることを見てきた。若いころには、まったくわからなかったが…。

それは、研究のための技術だ。僕が基礎研究を始めた時代にあったマクロな生理学的研究は、1970年代後半にはすでに成熟し、新しい研究成果を生む余地は小さくなっていた。電気生理学の分野でその硬い扉をこじ開けたのは、1980年代に開発されたパッチクランプ法とよばれるイオンチャネル研究だ。しかし、この華々しい技術もやはり十数年経つと成熟し、それ単独では新しい成果を生みにくくなる。そして、そのあとを継いだのが、分子生物学的研究手法だ。この研究技術は、もっと昔から存在していたが、商用化されて誰でもその技術を利用できるようになったのが１９９０年代だ。そして、それからまた十数年経過し、同じようにその技術だけで新しい研究成果を生むことは難しくなっている。これらの基礎研究技術は、現在は単独ではなく、集学的に仮説検証に用いられている。このように基礎研究の進歩が緩徐になったころに発達したのが生物統計学という研究手法だ。大規模臨床研究の解析に始まり、２０１０年前後からプロペンシティスコアマッチングなど新しい解析手法が用いられ、数々の成果を生みだして、すでに十数年。もはや当たり前のようになった。

こうしてみると、新しい研究技術が開発されると、砂漠のように広大な土地が新たに開放され、砂を掘ればすぐに宝物が出てくるという状況で、研究成果が続々と発表される。多くの研究者がその宝物を求めて集まり、その結果として医学研究が飛躍的に進歩する。ただ、これは永遠に続くものでなく、やがて十数年が経過すると、鉱脈が掘りつくされて、簡単な努力では宝物が見つかりにくくなるようだ。十数年おきにやってくる新しい研究技術の開発に医学研究は依存し、階段状に発展する…、これが僕の今の感覚だ。

これから将来ある君たちの時代には、いったいどのような技術開発がなされ、それを君たちはどのように利用して、医学研究を推し進めるのだろう。今、僕の目の前にあるのは、デジタル技術、ＡＩ技術、ロボット技術のような応用医学のように見えるが、将来はわからない。君たちが、自ら道を切り開く医学研究の将来にエールを送りたい。

［第3部］

病院を営む

昔の「僕」が経験してきたこと

病院経営に携わる

この章で語る「昔」は、それほど昔ではなく、少し前といった方がよいかもしれない。ここからの話は、若い君には遠い先の話のように聞こえるだろう。しかし、医者・研究者の延長線上で何が起きるか、何が必要かを知る機会になればと思う。

医者、研究者の二足の草鞋を履いて生活しているなか、所属する施設の経営に関与する役員を務めることになったのは、僕が47歳のときだ。所属する施設は、心臓血管研究所という法人で、1959年に設立、翌1960年に研究所が、さらに僕の生まれた1961年に付属の診療所（のちに病院となる）が診療を開始している。そのとき初めて沿革を見直して、自分の生まれ年に病院ができたのかと、感慨深い気持ちをもった記憶がある。当初、毎月行われる常勤役員会、毎年行われる理事会、評議員会に出席して、必要時に何か発言をすればよいのだろうとタカをくくって、これまでどおり医者と研究者を行うつもりだった。

しかし、始めてみるとそんな生易しいものではなかった。まず、訪れたのが公益法人改革だ。それまで財団法人だった心臓血管研究所は、この改革であらためて公益法人として認定を受ける必要があったが、この業務に積極的に関与しなければならない。この公益法人改革では、旧公益法人の約40%が新公益法人に移行できたが、その他の法人は一般法人への移行、もしくは解散・合併などを余儀なくされている。

そして、次に施設の移転問題がやってきた。それまでの建物が老朽化し、どうにも維持が困難となったのである。この移転に、直接的にはさほど関与しなかったが、会議で決めなければならない事項がやたらと多かった。それまで、医者や研究者としての人生ではまったく考えていなかったことに、かなり時間が費やされるようになっていく。

移転が無事に終わり、さあこれからという状況で、研究所の所長と付属病院の院長の両者を兼務するという、青天の霹靂の命が下ったのが49歳のときだ。そもそも、それまでの組織の歴史で、両者を兼務したのは初代の所長・院長の一人限りであるばかりか、自分はまだ年齢的にスタッフの医師のなかでちょうど中間ぐらいにすぎない。何を根拠にこうなったのか、もちろん僕にはわからない。

とにかく、頼まれた以上、トライするしかないだろうと心を決めた。これまでの役員会で、病院運営に課題が山積していることをもちろん知っていた。まず、ここから何とかしないといけない。付属病院は、設立当初には黒字の時期があったものの、以降は慢性的に赤字状態に甘んじている。法人の設立目的が研究であったため、どうしても診療面での採算が甘くなりがちだったのかもしれない。かつて二宮尊徳は、「道徳なき経済は犯罪であり、経済なき道徳は寝言である」と、つまり、赤字ならば、いくら偉いことを言っても寝言に等しいと言っている。また、松下幸之助は、「赤字は罪悪」とし、「(赤字)企業は社会に対して、一つの過ちを犯したのだという厳しい自覚をもって然るべきだと考える」と断言している。僕にとって、まず病院の赤字体質からの脱却が急務だった。

素人が考えてみる

僕は「企業経営」には素人だ。ただ、経営に限定せず広くマネジメント業務として捉えると、これまでに、基礎研究室、あるいは全国にわたる大規模多施設共同研究を運営していた。大規模多施設共同研究の事務局運営では、ドラッカーの著した「マネジメント」は有益だった（「もしドラ」でも有名だ）。まずは、この延長線上で考えようと、病院に特化してそのマネジメントに触れた、「すべてのサービスは患者のために――伝説の医療機関〝メイヨークリニック〟に学ぶサービスの核心」という書籍を買って読んだ。要は、二冊の本による文献調査をしたわけだが、不十分だと感じたものの、準備期間に余裕はない。

まず決めなければいけなかったのは、病院を「改善」するのか、「改革」するのかという点だ。医療の質はすでに高かった。コストの削減も、可能な取り組みはすべて行っていることを知っている。先輩諸氏が努力しながら改善するなかでの慢性的な赤字で、さらに改善できるところはそう残っていない。つまり結論は、病院の「改革」に手をつけなければならない、すなわち「不連続」を目指すということだ。ただ、そのアプローチの方法を知らない。

病院が「生き物」であると考えたらどうだろう。病気になっている「病院」を治療すると考えたらどうだろう。これが出発点だった。慢性的に疲弊した患者を元気づけるにはどうするかの方が、考えやすい。そのためには、まず患者がどのような状況にあるかをあらためて知らなければならない。

院長になってまず行ったのは、これまでの経営に関する数字を読み解くこと、そして病院内をくまなく歩くことだった。財務に関する本を数冊読み、過去の病院経営を見直す。それまでの役員会で、ぼやっと眺めていただけの数々の数字だったが、勉強して見直すと、中規模病院の財務は比較的単純だと知り、安堵した。人件費を中心とする固定費と医療収入の粗利率はほぼ一定である。要は、総診療収入に粗利率を掛け、この粗利が固定費を上回れば黒字になるという、小学校の算数レベルのことだ。そのためには、総診療収入とそれを大きく規定する病床稼働率の関係や、病床稼働率を規定する新患数（新しく病院を訪れる患者）の関係を把握しつつ、それらを今以上に増やすしかない。考えなくても当たり前のことだったが、ぼやっとした疑問は、文献調査で少しクリアーになり、具体的に目標とする数字が頭に入る。

病院内をくまなく歩いたのは、自分が行う診療の関連部署についてはよく知っていたものの、病院というものの全体像が見えていなかったからだ。いわば、患者の身体診察を、頭のてっぺんから足先まで、毎日行うようなものだ。部署によって、活気があったり、なかったり、効率的なものや非効率的なものが混じりあっていた。しかもその様子は、日々変化している。まさに、患者の体と同じである。職員は、毎日院長がうろうろしているのをいぶかしがったかもしれない。

病院の診察を行い、病院の検査データを知ったうえで、治療方針だ。これにはもちろんエビデンスやガイドラインはない。また、いくら詳細なデータを見たとしても、せいぜい少しの改善しかできないこともわかっていた。改革には、仮説設定が必要なのだ。そして、よい仮説でなければ、失敗も不可避だ。病院を歩きながらさまざま考えた。この病院に足りないものは何か？　そして、一つのシンプルな仮説にたどり着く。「医療の質は高いものの、医療のサービスはどうか？」と。

研究所の付属病院として生きてきた組織にとって、当時、「サービス」という概念は希薄だった。そして、「病院をディズニーランド化する」という標語が頭に浮かぶ。ディズニーランドは、サービスの象徴であると同時に、訪れた人が実際に満足する場所として知られている。医療の質に加えて、医療のサービスが向上すれば、新しく病院を訪れた人は今までよりずっと満足し、安心してくれるに違いない。彼らはリピーターとなるだけでなく、かかりつけ医、親族、友達にその感想を話してくれるはずだ。ここで、自分のとった仮説は、「アカデミック」だけではなく、「アカデミック×サービス」という掛け算が、口コミを介して、新患数、ひいては病床稼働率を増加させる、という単純なものである。そして、ここまで素人の僕が用いた手法は、研修医として習った身体診察の重要性、研究を行ううえで学んだ文献検索、仮説設定の重要性を応用したものに過ぎない。

「病院をディズニーランド化する」

研究では、いくら文献を調査しても、また、よい仮説を思いついたとしても、それは入り口にしかすぎない。「そのアイデア、昔自分も思いついていたのだが…」という言葉をときおり耳にするが、実際にその仮説を検証するための研究を自ら実施し、最終的に論文作成という結果にまでこぎつけられなければ、そのアイデアを思いつかなかったに等しい。経営も同じだ。実行、execution するからこそ、chief executive officer（CEO）とよばれる。いくら病院データを分析しても、また、いくら頭だけ動かしてもだめだ。だから、次の課題は、いかにして「病院をディズニーランド化する」という改革を実行するか、だ。

そもそも病院は、さまざまな業務をこなす、さまざまな職種の人たちの集合体だ。スタッフ医師や後期研修医に相当するレジデントは自分のことを知っているが、施設全体の職員から見ればその数はきわめてわずかだ。僕のことを知らない職員は数多くいて、きっとこれまでの歴史になかった新たな体制に、困惑、もしくは不安を抱いていることだろう。そう考えて、職員全体を前に、自分の考えていること、とくに、この病院をどんな病院にしたいかを、直にプレゼンテーションしようと決めた。それまでこの組織では、所長、あるいは院長が、直接職員に語り掛けるという機会がなかったためか、多くの職員が集まってくれた（これを機会に、現在では毎年の恒例行事となっている）。当時のプレゼンテーションファイルを見ると、近隣で倒産した病院の話、二宮尊徳の言葉などで危機感を訴え、皆で病院を改革しなければならないことを伝えている。その後、このプレゼンテーションはわかりにくかったという感想を漏れ聞いた。聴衆の脳の多様性を理解せず伝えてしまうという、プレゼンテーションの基本ができていなかったようだ。もう一度スライドの見せかたを工夫し、さらにわかりやすくプレゼンテーションする機会を設けた。仮説を実行するには、自分だけではもちろんできない。実行に参加してくれる職員、あるいは参加準備状態となってくれる職員を、プレゼンテーション力で募ろうとした。

こうして方向性を示したものの、その実感がまったくわかないまま、それまでと同様に、病院内を歩き回り、さまざまな職員にありきたりな声をかけた。その返答にはときどき病院改革につながるよいヒントが混じっている。さらに、ランチミーティングと称して、各部署数名と毎日ランチをしながら、雑駁な話をする機会を設けた。それぞれの職場の気持ちを聞くことが目的だったが、自然に自分の考えかたも伝えることになる。職員のなかには、一緒に昼食をとることが嫌だった人もいるに違いない。

また、病院内で定期的に開催される委員会にも、委員でなくても可能な限り顔を出し、自分の考えかたを伝えた。毎月行われていた病院運営会議（各部署の代表者が集まる会議）は、それまで重要な連絡事項の報告にとどまっていたが、会議の司会を務める僕は、各代表者に自分の疑問をさまざまぶつけた。そうすることで、自分の考えかたを伝えたかった。この運営会議に費やす時間がずいぶん長くなったという愚痴も聞くことになってしまう。今考えれば、毎日、毎日、いろいろな職種の人に話した。われながら、当時同じことを何度も繰り返し話したと思う。プレゼンテーションだけでは、一緒に病院改革に取り組んでくれる人を募るには不十分だと感じ、コミュニケーション力も総動員したということだ。

実のところ、すでに一医者としてゆっくり改革を始めていた。診療体制を、循環器内科の専門領域別から、疾患別のグループ制に組み替え、特殊な疾患に特化した専門外来も創設した。この方が、患者目線でわかりやすい。有効に利用されていない検査や治療法は、宝の持ち腐れである。このようなもったいない状況が生まれるのは、各医師がそれぞれの専門領域内にとどまりすぎているためだと考えた。そこで、研究所の所長として、新たにレジデントによる研究発表のジュニアリサーチカンファレンスと、スタッフによる研究発表のリサーチカンファレンス（いずれも、僕が医者・研究者として、その昔経験したものだ）を設けていたが、これらの機会を通じて、専門にこだわらない幅広い知識を、医療者を中心とする院内職員が身につけられるよう啓発し、病院内で有効利用されていない部署の宣伝を行った。同じように、毎週行う院長回診では、レジデントが循環器疾患の幅広い知識をもてるよう、施設内にある数々の部署と意思疎通するよう誘導したつもりだ。ディズニーランドのなかに不人気のアトラクションはないように、病院内に有効利用されていない部門があってはいけない。

プロジェクトチームをつくる

医者として行える改革は、病院全体から見ればきわめて小さなものだ。もっと大きなうねりにする必要があると感じて、医師以外の職種によるプロジェクトチームをつくろうと思い立った。

まずは、成功例を一つつくり上げよう。新患が初めに病院を体験する機会である外来部門に焦点をあてた。外来部門は、いわば病院の玄関だ。玄関が雑多な感じなら、訪問者は家全体もそうなのだろうと想像してしまう。

プロジェクトチームの人選は重要だ。入職して数年以内の若い職員を主体として、外来の各部署それぞれから人を出してもらった。初回の会議で驚いたことは、集まった職員のなかに、同じ外来部門に属しながら、まだ話したことがない人がいるという事実だった。各部署内でのコミュニケーションはよくとられているものの、部署間はそうもいかないようだ。「患者は外来全体を見ている。この機会を各部署間のコミュニケーションを活発にする機会にしよう。そのコミュニケーションが、患者サービスの基盤だ」と話したことを覚えている。そのうえで、メンバーには、「実際の業務時間中に、自分に紹介された一人の新患として、この病院を受診する体験をしてほしい。そのうえで、そのとき感じた感想をもとに、メンバーが集まり、自分たちがどのような病院にしたいか話し合ってほしい」と伝えた。そして、あとは彼らにすべて任せ、それ以降僕はミーティングに参加しないことを宣言し、チームの提案をできるだけ実行すると約束した。プロジェクトチームは、管理されればされるほど、その伸びしろが小さくなる。これは、若い医師・研究者を育てたときからよく知っていることだ。

実際に、プロジェクトチームの職員が自分の外来を受診したときは、採点されているようで緊張した。また、彼らが何を話し合っているかに、とても興味があったが、参加しないと宣言している以上、その結果を待つより他ない。メンバーの意見がまとまりましたと聞いたときはすごく嬉しく、その結果を常勤役員会で披露してもらうことにした。そして、そのプレゼンテーションは、期待以上に素晴らしかった。職員全員に聞かせたいと思った。職員全体を対象とした発表会で、常勤役員会で発表してもらったときより、プレゼンテーションに磨きがかかっていたのは、メンバーの熱意の表れだろう。

提案のほとんどはすぐに実行に移され、病院の外来の雰囲気が一気に変化した。現在の外来部門は、そのときに行われた10年以上前の改革が色濃く残っている。新しい患者が受診したとき、担当医はどんな人だろうと一抹の不安を抱く。それを解消するため、外来診察室の前に担当医の顔写真と専門領域を掲示しているのは、その一例だ。

この一つのプロジェクトチームが起こした影響は大きかった。外来部門のプロジェクトチームが、そのプレゼンテーションによって他の職員に与えたインパクトの意味を、自分自身がまざまざと実感した。自分一人のプレゼンテーションではこうはならない。以降、患者が訪れる場所という観点から、その場所に関わる部署のメンバーによるプロジェクトチームをつくり、その結果を発表してもらい、提案された案のほとんどを実行した。それぞれのプロジェクトチームが結成されてから、自分がミーティングに参加したのはすべて初回だけ。伝えたのは、自分が考える病院の方向性と、あとはすべて君たちに任せるという言葉だけだ。

こうして、「病院をディズニーランド化する」は実行に移された。はじめに打ち立てた仮説は、多くの職員によって検証されていく。自分だけではなく、職員のプレゼンテーション、コミュニケーションによって、職員全体が同じ方向に向かってくれたおかげだ。

そして、最終章へ

このような改革を同時並行的に行って、それに要した時間はわずか1年である。そして、その1年のあいだに外来部門は徐々に患者で混雑するようになり、「患者様の声」というボックスには、要望より感謝の手紙が多く集まるようになった。かかりつけ医からの紹介はもちろん増加したが、それ以上に患者が親族や友人など新しい患者を紹介してくれる機会が多くなった。外来の検査部門の混雑が激しくなり、検査の待ち時間が長くなっていくことが気がかりだったほどである。

そして、研究の最後に論文作成が待っているように、病院経営の改革・改善にもその結果が待っている。1年間の改革で、新規の病院患者数は約10％増加し、それに伴い病床稼働率も増加、最終的に病院は赤字からわずかながらの黒字に転じた。何十年ぶりである。その後、プロジェクトチームの継続や、新たに生じた課題の解消を行いながら、2年目には新患数・病床稼働率ともさらに増加し、大幅な黒字に転換した。仮説検証がしっかりなされたという結果である。

しかし、3年目を迎えた僕は、明らかに変化しつつあった。3年目も黒字を確保したが、そのとき気づいたことは、自分自身が疲労困憊し、もはや何もできないということだ。実際、この3年間、自分の研究活動はほぼストップし、研究所の研究活動は停滞し始めた。自らの医療は、専門領域の最新の情報にキャッチアップできず、後輩に任せ始めるようになった。僕は、医者、研究者、病院経営の三足の草鞋を履くことは不可能だと思い知りつつあったのだ。そして、この3年間を十分にやり切ったと考え、所長と院長の兼務を解き、院長を後輩に任せて、通常のスキームである所長を務め、病院経営を overview するという立場になった。その後、第2部で紹介したCVI AROという多施設共同研究の枠組みをつくり、あらためて研究活動を活発化させることになる。

これが、素人の僕が病院経営を行った最終結果だ。このような仕事は、その仕事の大小に差はあっても、必ず君の遠い将来にやってくることだろう。自分自身、苦しいこともあり、楽しいこともあり、よい経験だったとは思いつつ、もう少し医者や研究を十分にやりきったと思えたあとだったら…、あるいは、そんなに集中的な改革でなく、もっとゆっくり改革を行えたら…と、「タラレバ」を考えることもある。いずれにせよ、病院経営は、真剣に行えば、診療や研究の片手間でできるような生半可な仕事ではない。また、中途半端な覚悟で行えば、おそらく失敗する。時代の変化を感じれば、今後さらに難しい仕事になっていくことも確実だ。

今の時代を生きる仮の僕「君」へのアドバイス

病院経営という経験が教えるもの

今の時代を生きる若い君に、病院経営の話はきっと遠い世界の他人事だ。僕もこうなる直前まで、誰かがなんとかうまくやってくれるものだと思っていた。だから、ここで病院経営のイロハを伝えたいわけではない。考えてほしいのは、慣れない病院経営で、僕がどのような力に頼ったかというところだ。すでに君は気づいているはずだ。今、君が研修医として養いつつある力そのものだから。この先、君がどのような仕事に就くにせよ、今養っている力はいつも応用可能なものだと知ってほしい。医師研修を、数年間の一時的なものと侮らない方がよい。「医者としての能力は、医者になった数年で決まってしまう」と述べたが、それは正確ではない。「どのような仕事に就くにせよ、その仕事における能力は医者になって数年で決まってしまう」、少し言い過ぎかもしれないが、僕はそう思う。

病院経営など医療そのものではない仕事のなかでの「身体診察力」とは、仕事という対象を、自分がいかに正確に把握できるかということだ。実は、なんとなく把握できているような気になっているだけ、という場合がよくある。仕事に関するデータを、端から端まで、頭のてっぺんから足先まで、しっかり考えながら見る。一見すると主病巣に見える、体の一部だけを診て誤診してしまうように、自分の関心事となっている一部の仕事だけを見て、誤って物事を進めてしまう危険を知っておくべきだ。仕事の全貌を把握し、できればそれを言語化する。しかも、これを定期的に行うことが、この作業の価値を増す。多くの仕事は、生き物のように変化しているからだ。まさに身体診察力が必要だ。

「論理思考力」は、もちろんどの仕事でも重要である。知っておいてほしいのは、実際の仕事では、いくらデータを探して集め、それを論理的に思考しても、そこには解がないかもしれないということだ。医療には、エビデンスやガイドラインがある。しかし、実際の仕事にはそれがない場合の方がずっと多い。そのとき、考えることは、論理思考の少し先にある、少しだけ飛躍の必要な仮説の設定が必要だということだ。仕事はあるレベル以上になると、論理思考力による仕事ではなく、仮説設定力による仕事に変わる。仮説設定をして、その仮説を自ら証明する作業が仕事になる。仮説の検証結果がイエスなら推し進め、ノーなら方針転換をして新たな仮説を設定する、という機敏性が問われる。論理思考力と仮説設定は、仕事においては車の両輪だが、前者への依存が大きすぎると仕事に発展や進歩がなくなってしまう。

「プレゼンテーション力」は、もう言うまでもない。仕事は、自分一人で行える時代ではない。グループで、チームで行うものだ。将来、君はその一員になったり、あるいは、時に、そのリーダーになったりすることがあるだろう。いずれにせよ、いつも周囲にサポートしてもらわなければいけないし、あるいはその逆の場合もあるかもしれない。わかりやすいのは、この逆だ。誰かをサポートしようと思ったとき、その誰かが何を考え、何をしようとしているかがわかっていないと、応援しにくいどころか、その応援が的外れになってしまうかもしれないだろう。君の考えていることを、正確に、要領よく、かつ魅力的にプレゼンテーションできれば、チームやグループから自分の期待以上のサポートを受けられるはずだ。

「コミュニケーション力」、これも言うまでもないだろう。プレゼンテーション力をさらに強力にするだけのものではない。そもそも、どんな仕事でも、なんとなく気味の悪い人とは、一緒に仕事をしたくないものだ。君が気味の悪い人間ではないことを知ってもらうために、仕事に限らず、さまざまな会話や対話を日ごろからしておく。ふだんからコミュニケーションが行われているならば、いざ仕事の話になったときの、妙な抵抗感も薄れてくる。そのような関係性があれば、まだ頭のなかでよく固まっていない課題でも、その人と話すうちに核心がつかめてくることも多い。研究初心者が指導者との会話をするなかで、仮説が明瞭になるのと同じだ。

君は、この先ずっと医者を続ける可能性が高い。そのうち、研修で養った4つの力にますます磨きがかかり、そのまま医者という仕事をしやすくなるに違いない。しかし、同じ医者といっても、人生の長いキャリアのなかで、研究の開始、専門分野の変更、職場や職種の変更、マネジメント業務に就任、クリニックの開業など、さまざまな人生設計の修正が待ち構えているかもしれない。その際にも、医師研修で培った4つの力はいつも有効だということを覚えていてほしい。

病院というもの

僕は病院経営という仕事を通して、病院というものをあらためて考える機会を得たと思う。この仕事につかなければ、きっとそれを知らないまま過ごしたはずだ。それは、現在、あるいは近い将来の日本というこの国で、「病院」という存在がどのような立ち位置に置かれているかということだ。

人類が生存していくなかで、公衆衛生や医療は決してなくならない。歴史がそれを証明している。君もそう思っているだろうし、そのことに自分のキャリアの基本を置いているに違いない（簡単に言えば、「医者をしていれば、食いっぱぐれることはない」という考えだ)。しかし、よく考えてみれば、医療と病院は同義でない。こんな当然のことに、長く病院に在籍した自分は無頓着だった。そこで、君が将来関わっていく「病院」が、日本という国でどのような立ち位置にいるかを伝えておこうと思う。医学部では医学を教えてくれるが、医療についてはわずかしか教えてくれない。日本の医療は公的医療保険制度で成立しているにもかかわらず、医者になって初めてその関連業務を知るのが、まさにその象徴だ。ましてや、医者を職業としたときにもっと重要な、現場となる病院についてはまったく教えてくれていない。

一般的な病院は激減する

現在の日本の病院数を知っているだろうか。約8000病院である。日本より国土が広く、国民の多い米国では約5000病院にしか過ぎないことを考えると、いかにも多い。当然、人口当たりの病床数の多さも、先進国のなかで1、2位を争っている。このような日本に、人口減少、高齢者人口の増加に伴う長期療養型病床の需要、訪問診療や自宅での看取りの増加といった変化が同時にやってくる。当然、日本に数多くある、これまでのような通常診療を行う一般病院の需要は減少し、その数は少なくならざるを得ない。日本の病院数はやがて半減、約４０００病院になるとされている。

僕は必然だと思う。実際に、多くの病院で病診連携活動は以前より活発になり、インターネット媒体でもそれを垣間見ると、僕の時代とは様変わりだ。これは、相対的な需要減少に伴う病院の生存競争が激化していることにほかならない。

日本は先進諸国のなかで人口当たりの医師数がそもそも少ないとされているが、働き方改革が医師一人当たりの労働時間に制限を設けるので、さらに人口・時間当たりの医師数は減少する。これまで古い時代の医師がなかば強制的に返上してきた、労働者として当然受けるべき有給休暇やその他の休務が適正に実施されるようになれば、さらに有効医師数を減少させるだろう。その結果、医師数を確保できない病院が続出するはずだ。この課題は、大小さまざまな多くの病院に、医師を分散して配置してきた旧来のやりかたを是正することでしか解決できない。１００床当たりの医師数は大規模病院ほど多く、ますます中小規模病院との差が開いている。医師の働き方改革を受け入れ可能かどうかは、すでに病院の規模で規定されると言わざるを得ない。加えて、近い将来、医療にＡＩ技術が導入されたとき、病院数の減少が一気に加速する。ＡＩ技術は、業務改善を介して医療の生産性向上を引き起こし、医師の働き方改革を後押しする。そのとき、ＡＩ技術を導入できない、経済的余力が十分でない病院との格差がさらに拡大し、そこで生じる自然淘汰を回避できない。

最終的には、多数の医師を確保し、ＡＩ技術を導入し、その結果として、医師の業務改善、働き方改革を実行できる大規模病院だけが、この生存競争に勝ち残ると思う。そして、さらに次の時代の新しい医師が、そのような病院での研修を希望することで、この流れはますます加速する。これは、医師教育においてもよいことだ。それ以外の、とくに小中規模病院は、それを生存・維持させる特別の理由がない限り、統廃合というかたちで大規模病院のさらなる大規模化に貢献することになるだろう。あるいは、中規模病院が集まり、大規模化して生き残るということもありうるかもしれない。いずれにせよ、病院数は激減する。実際に、日本の病院数は１９９０年代にピークを迎え、その後、現在まで小規模病院を中心として毎年漸減している。

ゼロサムゲームのなかにいる病院

病院が生き残っていくためには、病院の収支に維持可能性がなければならない。赤字事業を永遠に継続することは不可能だ。しかし、実際は、COVID-19の影響を受ける前から、半数もしくはそれ以上の病院で診療収支は赤字だ。つまり、これらの病院は何らかの補填によってやっと生きながらえている。さまざまなかたちで病院の経営改革が叫ばれ、さまざまな課題をそれぞれの病院が解決しようと努力している。しかし、業界の半数で赤字という事態が何十年も続いているならば、この病院というものに何か根源的な問題があるはずだ。医療は永遠かもしれないが、病院は永遠とは限らない。

僕が病院にとって根源的だと思う問題の背景にあるものは、病院がゼロサムゲームのなかにいるという現実だ。ゼロサムゲームとは、参加者それぞれの選択する行動が何であれ、各参加者の得失点の総和がゼロになるゲームを指すが、ここでは収入の総和が一定になるという意味で使っている。一般に、産業は、産業革命のときから、技術の発展がその産業分野の経済規模を大きくしてきた。最近の例では、4大プラットフォーマーであるGAFAとよばれる企業群が思い浮かぶだろう。工夫、努力、知恵が売り上げを大きくした代表例だ。この経済成長の源には、よいものをつくれば、その付加価値を買いたいと思う客が増加するという単純な原則がある。生産する側と購買する側の需給がその業界の経済成長を促し、業界全体の売り上げが増加する。では、ひるがえって、病院という業界を考えてみよう。病院がさまざまな努力をして患者に与える付加価値を増加させたとき、病院という業界の経済規模は成長するのかというと、答えはノーだ。いくら努力しても、この業界の総売り上げはわずかしか増加しないようにできている。病院業界全体の売り上げは、国民医療費という総枠のなかでしか変化できないからだ。しかも、その国民医療費は、病院業界、開業医業界、製薬業界、医用材料業界など、いくつかの代表業界の取り合いだ。病院の努力があっても、他の業界の努力が上回れば、むしろその取り分は減少するかもしれない。病院の収支は、ゼロサムゲームのような総額一定という枠のなかに存在し、その努力と経済成長はリンクしない。

そしてこの構図は、受益者（客）である患者、支払者である保険組合と税金、サービス提供者である病院を含む医療関連業界の三者で成立し、その大枠を決めているのは支払者だ。支払者が大きな役割を演じるからこそ、この構図が初めて維持できる。生産者と客で成立する一般産業は、受益者と支払者が同一だからこそ成長しうる。一方で、このゼロサムゲームの構図は、国民総皆保険制度、病院へのフリーアクセスなどを担保し、国民の健康維持に役立ってきた。ゼロサムゲーム的要素が希薄な米国の医療には、問題が多いことを知っているはずだ。反面、同じような構図は、日本の教育、介護、保育などにもあり、その業界における労働者の待遇に関わる問題が、いつも社会問題化しているのも知っているだろう。病院が、この努力と経済成長がリンクしないゼロサムゲームのなかにある状況を、今の日本では解決する手段がない。むしろ、このゼロサムゲームをどのように維持するかを考えたとき、病院数を減少させて、つまり取り分を奪い合うゲームの参加者数を調整して、なんとか維持するというのが現実的な解決策になるのだと思う。現在生きている病院は、この国民医療費という総枠があるために、報酬が増加する診療に注力して少しでも取り分を大きくしようとしている。しかし、そこに重きを置きすぎると、数年後にその領域の診療報酬が減じられた際に大きなリスクを負う、ということを繰り返している。

このような病院のもつ限界を反映する、象徴的な動きがみられている。その一例は、医学部を卒業し、医師研修を終えてまもなく、この病院という束縛された業界から他の業界に転出しようという動きだ。病院業界から製薬業界や医用材料業界への転出、あるいは、現在の健康保険制度に縛られないベンチャー企業の起業など、僕の時代にはまったく見られなかった動きだ。努力が結果に結びつく領域で自分の可能性を追求しようとする、敏感な若者たちの当然の反応だと思う。また、製薬業界、医用材料業界に関しては、ゼロサムゲームによる束縛が日本より弱い、つまり努力が経済成長に結びつきやすい海外で開発努力を進めようとしている。これも当然だろう。病院だけは、この国で、実に難しい立ち位置であり続ける。

病院は徹底的な地場産業

遠い将来の話ではなく、現在の病院がもつ課題の話の方が、君も興味がわくかもしれない。それは、病院が、その立地に大きく依存するという話だ。

医学は万国共通だ。人種による多少の違いはあるかもしれないが、〝Think globally!〟だ。一方、医学の応用である医療は、万国共通ではない。医療が、その国の医療制度の影響を受けるからだ。医療は、一義的には単一国内で考えるべきものだ。では、医療を提供する病院はどうだろう。簡単に答えられるはずだ。もっと狭い地域に限られた、〝Think locally!〟だ。

現在、人と物の流通は過去に比べてきわめて容易になった。昭和の時代は、地場産業と言われるものは、その土地に深く根差していた。観光客はその近隣からが多くを占め、産物のほとんどがその近隣の地域で消費されていた。しかし、今は違う。観光客は全国から訪れ、産物はインターネットでの注文と発達した物流システムを使って全国で消費される。人気があれば、地場産業にとどまることなく、店舗が東京や他の都市に進出することも、昔に比べてはるかに容易だ。人と物の移動・流通が、地場産業を変革した。

では、病院はどうだろう。これは、現在でも徹底的な地場産業だ。なぜなら、医療サービスの移動が容易でないからだ。最近ではリモート診療が流行り始めたが、それでも活発化にほど遠いのは、日本の医療制度という制限があるばかりではなく、医療サービスの移動が不完全だからだ。

昭和の地場産業は、近隣の人口に見合った生産量で近隣の人々が好むものをつくって、自らを維持してきた。人口が少ないのに数多くの商品を用意しても、きっと余ってしまうだろう。また、人口が多くても、その人口の需要に合わない商品を用意すれば、それもまた余ってしまう。徹底的な地場産業である病院も同じだ。人口の少ない地域では大規模病院はそぐわないし、高齢者率が高い地域に、進歩した医療を提供しようとしてもうまくいかない。

現在の病院の発展は、周辺にどのぐらいの人口があるかにまず依存する。高齢者も多くなり、1時間以上かけた通院は厳しいだろう。30分、せいぜい1時間以内で通院できる範囲の人口が、病院の基本的な守備範囲だ。ただし、この範囲は、その病院が提供する医療の対象や内容に依存する。他でも提供されるありきたりなものであれば、あるいは近隣人口が欲しにくいものであれば、その守備範囲は狭まるだろうし、その逆、つまりそこでしか提供できない特別な医療や、近隣人口にとってニーズの高い医療であれば、その守備範囲は拡大する。

このように、病院のもつ地域性の高さは、病院の口コミの重要性にも関連している。地域性をもたないグローバル企業や、日本全体を対象とするような企業ならば、劣悪な商品販売やモラル違反があるとニュースになって社会問題化する。だから、その商品やモラルの水準は、一般人でも判定しやすい。病院はその真逆だ。その病院の評判は、せいぜい近隣住民しか知らないという状況がままある。そして、その口コミは、正しいか間違っているかにかかわらず、病院が想像している以上に病院の運営に影響を与える。

僕は、その病院の評判を知るには、近隣住民の口コミ以外に、病院職員の退職者数があげられると思う。多くの医療関係者は（これは誇らしいことだが）、モラルが高い。だから、モラルの低い病院に在職し続けることができない。職員の出入りが多いということは、その病院を実際に経験し、辞めたいと思った人が多いという事実を反映するだろう。いずれにせよ、内部に入らないと病院が見えにくい、という病院の不透明性は、病院が地場産業だからだ。

一方で、地場産業は、その地域に適合している限り消滅しなかったというのが、昭和時代の教えだ。そこに人口がある限り、そして、その人口の需要にうまく応える限り、近隣住民との相互協力関係が築かれ、近隣住民の支持や支援を受けられるからだ。また、それぞれの地場産業は、似ているようで似ていない。その土地に適合するかたちで独自性を保ち、都会の産業のように一様ではないところも特徴だ。自らを維持するのに適切なかたちに進化している。病院数の激減や病院間のゼロサムゲームをカウンターバランスするのは、この病院のもつ地域性だ。この地域性は、医学や医療ではほとんど軽視されるか、逆に、強調しすぎると受け入れられにくくなるようだが、昭和の地場産業のありかたは一つの参考になるかもしれない。

ここでは、病院のもつ限界ばかりを述べてしまったようで、つまらなかったかもしれない。しかし、このような病院の特性を知っておけば、君が将来、研修先の病院、あるいは就職する病院を決めるときに少しは役立つかもしれないと思っている。

そして、もし君が将来、全世界に貢献したいなら、仕事の対象は「医学」にすべきだと思う。もし日本に貢献したいなら、仕事の対象は「医療」だ。いずれも競争が激しいことは覚悟しよう。しかし、もし地域に貢献したいなら、君の仕事の対象は「病院」、もしくは僕には経験のない「クリニック」だ。

全世界は一つしかない。日本という国も一つしかないが、地域はたくさんある。それだけ数多くのリーダーシップが求められているということだ。「鶏口となるとも牛後となるなかれ」ともいう。そして、それぞれの貢献は、まったく異なる種類のものだから比較はできない。君がそれを夢中になって行う限り、その価値は独自のものであり、無限の可能性を秘めている。君がこれから進むキャリアのなかで、君の時代のなかで、何を目指すのかを考えながら、それに合った仕事の対象を正しく模索し、夢中になってほしいと願う。

エピローグ

医者になって30余年の経験を振り返りながら、僕が君にアドバイスできるのは以上だ。あくまでも、個人の経験だから、それほどあてにしないでほしい。君の感性と僕の感性は、同じとは限らないばかりか、似てさえいないかもしれない。だから、他にアドバイスしてくれる先輩がいるなら、すすんでその先輩の声を聴いた方がよい。もしかすると、僕とはまったく異なる意見を聞くことになるかもしれない。そのときは、どちらを正しいと思うか、君が最終決定すればいい。

振り返って思うのは、良きにせよ、悪しきにせよ、医者という職業は面白いということだ。しかしよく考えてみると、僕は他の職業に就いたことがないから、他の職業と比較できていない。そう考えると、僕のこの思いも幻かもしれない。

君には、君の医者人生のなかで、医者という職業が面白いかどうか、自分の目で確かめてほしいと願っている。

医者に大切な４つの力

2023年8月1日　1版1刷　©2023

著　者
山下武志《やましたたけし》

発行者
株式会社 南山堂　代表者 鈴木幹太
〒113-0034　東京都文京区湯島4-1-11
TEL 代表 03-5689-7850　www.nanzando.com

ISBN 978-4-525-00261-9

A0026110101-A